面部整形重建原则
Principles of Facial Reconstruction

第 3 版
Third Edition

亚单位分区法皮肤软组织修复
A Subunit Approach to Cutaneous Repair

主　编　Wayne F.Larrabee Jr., MD, MSH
Clinical Professor of Facial Plastic Surgery
Department of Otolaryngology—Head and
　　Neck Surgery
University of Washington
Director
Larrabee Center for Facial Plastic Surgery
Seattle, Washington, USA
David A.Sherris, MD
Professor and Chairman
Department of Otolaryngology
Jacobs School of Medicine
University at Buffalo
Buffalo, New York, USA

Jeffrey C.Teixeira, MD, MBA
Assistant Professor
Department of Surgery
Uniformed Services University of the Health
　　Sciences
Bethesda, Maryland, USA

主　审　张天宇
主　译　傅窈窈
副主译　朱雅颖　谢友舟　何爱娟
译　者（按姓氏笔画排序）
　　　　朱雅颖　李辰龙　杨　润　肖永强　吴　丹　何爱娟
　　　　张天宇　陈　颖　陈　鑫　陈丽丽　傅窈窈　谢友舟
译者单位　复旦大学附属眼耳鼻喉科医院
医学绘画　Kate Sweeney

人民卫生出版社
·北京·

版权所有，侵权必究！

图书在版编目（CIP）数据

面部整形重建原则 /（美）韦恩·F. 拉腊比·Jr.（Wayne F.Larrabee Jr.），（美）戴维·A. 谢里斯（David A.Sherris），（美）杰夫里·C. 特谢拉（Jeffrey C.Teixeira）主编；傅窈窈主译 . —北京：人民卫生出版社，2023.9

ISBN 978-7-117-35063-1

Ⅰ. ①面… Ⅱ. ①韦… ②戴… ③杰… ④傅… Ⅲ. ①面–整形外科学 Ⅳ. ①R622

中国国家版本馆 CIP 数据核字（2023）第 129126 号

| 人卫智网 | www.ipmph.com | 医学教育、学术、考试、健康，购书智慧智能综合服务平台 |
| 人卫官网 | www.pmph.com | 人卫官方资讯发布平台 |

图字：01-2022-4446 号

面部整形重建原则
Mianbu Zhengxing Chongjian Yuanze

主　　译：傅窈窈
出版发行：人民卫生出版社（中继线 010-59780011）
地　　址：北京市朝阳区潘家园南里 19 号
邮　　编：100021
E － mail：pmph @ pmph.com
购书热线：010-59787592　010-59787584　010-65264830
印　　刷：北京盛通印刷股份有限公司
经　　销：新华书店
开　　本：889×1194　1/16　印张：13
字　　数：367 千字
版　　次：2023 年 9 月第 1 版
印　　次：2023 年 10 月第 1 次印刷
标准书号：ISBN 978-7-117-35063-1
定　　价：179.00 元

打击盗版举报电话：010-59787491　E-mail：WQ @ pmph.com
质量问题联系电话：010-59787234　E-mail：zhiliang @ pmph.com
数字融合服务电话：4001118166　E-mail：zengzhi @ pmph.com

主审简介

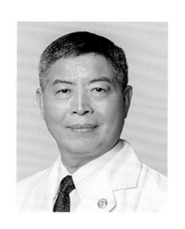

张天宇

主任医师，教授，耳鼻咽喉科学、生物力学博士研究生导师。复旦大学附属眼耳鼻喉科医院眼耳鼻整形外科主任、耳鼻喉科研究院副院长。

兼任中国中西医结合学会耳鼻咽喉科专业委员会主任委员，中华医学会数字医学分会常务委员，上海市医学会数字医学分会主任委员，上海市医学会耳鼻咽喉头颈外科分会副主任委员，上海市生物医学工程学会第九届理事会理事；曾任中国医师协会耳鼻咽喉科医师分会常务委员，上海市生物医学工程学会生物力学分会主任委员，中华医学会整形外科学分会耳再造学组副组长，中华医学会耳鼻咽喉头颈外科学分会小儿学组副组长等。主要研究领域为听觉医学，包括中、外耳畸形的联合再造与听力重建外科，相关分子遗传及组织工程学，中、内耳的微观生物力学机制及人工听觉技术等。30多年来致力于耳鼻咽喉科出生缺陷性疾病的基础研究与临床治疗，提出新的综合性耳畸形分类、分型、分度方案，建成完善的功能性耳再造技术体系。组织制订耳畸形相关国内、国际共识3篇，发表论文200余篇。主编《实用小儿耳鼻咽喉科学》和《实用儿童耳鼻咽喉头颈科学（第2版）》，主持国家自然科学基金5项、上海市自然科学基金等省部级项目十余项。以第一完成人获教育部科技进步奖一等奖、上海市科学技术奖二等奖、中华医学科技奖二等奖、上海医学科技奖二等奖等多项省部级奖励。

主译简介

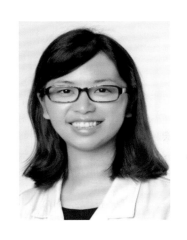

傅窈窈

　　复旦大学附属眼耳鼻喉科医院眼耳鼻整形外科副主任医师、主任助理、教学秘书，耳鼻面整形重建中心副主任。长期专注于耳畸形相关的临床与基础研究。被评选为上海市"医苑新星"人才，上海市健康科普专家库专家（整复科），复旦大学"十佳百优"优秀青年医师，复旦大学"学术之星"，复旦大学附属眼耳鼻喉科医院优秀青年专家、十佳医师。现任《中华耳科学》杂志编委，中国整形美容协会干细胞研究与应用分会理事会理事，中国医师协会青春期医学专业委员会委员，上海市医学会数字医学专科分会委员，上海市医学会耳鼻咽喉头颈外科分会小儿学组委员，上海市医学会耳鼻咽喉头颈外科分会耳鼻面修复与重建学组委员，上海市医师协会整形外科医师分会委员，中华医学会整形外科学分会专科会员，上海市生物医学工程学会生物力学专业委员会委员。负责包括国家自然科学基金在内的多项国家级、省部级课题。参与国家"十三五"规划教材编写。荣获 2018 年度上海医学科技奖二等奖、2022 年度上海市科技进步奖二等奖。

前　言

　　组织缺损的修复是整形外科的核心价值,皮瓣技术是其技术体系中最为重要的技术之一。随着整形外科专科化和专科化整形进程的推进,整形外科和专科的融合越来越紧密。整形外科的修复技术为越来越多的专科医师所关注和应用。

　　目前,有很多关于皮瓣修复的书籍,均不尽其详、洋洋洒洒。宏篇巨著需要很多的时间和精力研读,不利于非专业背景的专科医师学习。当我们看到这本书 *Principles of Facial Reconstruction*,觉得眼前一亮。这本著作以面部亚单位为主要思路,将复杂的面部修复重建技术按亚单位的缺损作简明扼要的图示解析,不但讲述了不同亚单位、不同大小缺损的修复原则,还结合丰富的案例展示了最适合的技术及实际应用的效果,可谓提纲挈领、思路清晰。非常适合有一定的整形外科基本理念和皮瓣技术的专科医师系统性学习面部修复重建,同样也非常适合整形外科医师学习头面部缺损修复。

　　翻译过程中得到很多同道的支持和帮助,在这一并予以感谢。翻译的过程同时也是系统性学习头面部缺损修复的过程,若有任何不妥之处,望批评指正。

傅窈窈　张天宇

2023 年 7 月于上海

谨以此书第 3 版献给我的妻子 Amy 和我的儿子 Gregory。是他们一如既往地支持我在全球外科联盟的修复重建事业。

Wayne F.Larrabee Jr., MD, MSH

谨以此书第 3 版献给 Doris M. Jones, 我此生不渝的激励者。

David A.Sherris, MD

谨以此书献给我的丈夫 Tim 还有我的家人们。感谢他们在我写作过程中对我持续不断的支持。

Jeffrey C.Teixeira, MD, MBA

原著前言

我们在这本《面部整形重建原则》第 3 版中的目标是：用 "皮肤修复的亚单位方法"，提供一个可靠、有效的面部重建技术的指南。我们采用了清晰、一致的图形展示关键的手术原则，对每个特定的临床问题不是提供许多可能的技术菜单，而是分享一到两种在我们手中被证明是最有效和可靠的技术。每一类皮瓣大约能修复多大尺寸的缺损的描述仅是给经验不足的外科医师提供参考。很显然，这种方法导致了一些必要的过度简化，而且许多患者并不完全符合我们图示的范围。级别更高的外科医师仍需要凭借临床经验为特定的患者制订手术计划。因为我们的读者都已经是独立的外科医师，所以我们重点落脚于为特定的面部缺陷选择特定的方法上，并分享我们发现有用的具体技术要点。

值得注意的是我们自始至终强调面部美学单位和亚单位。这一组织原则在概念上是很重要的，在某些单位（如鼻部）的重要性要高于另一些单位（如面颊部）。我们延续使用一些常规的图示惯例，这些常规图示的例子将在下文进行阐述。

目前有很多优秀的、复杂的讲述皮瓣修复的书籍。我们不希望复制这种模式。我们选择专注于中等大小的软组织缺损的修复，暂时不涉及更大皮瓣的重建，包括游离皮瓣、面神经等结构性修复及支架性结构的修复。

原著致谢

在我们的治疗方案的评估工作中有很多位经验丰富和德高望重的面部整形外科医师参与其中。尽管最终的选择取决于三位主编，我们还是要感激由 Peter Hilger，Holger Gassner，Ferdinand Becker，Ted Cook，Vito Quatela，J. Regan Thomas，Ritchie Younger 和 John Zitelli 医师提供的大力帮助。所有的图像由 Kate Sweeney 提供，她的努力和付出的心血是不言而喻的。感谢 Thieme 医学出版社的编辑 Prakash Naorem，感谢他的热情和对再版的兴趣。我们同时要感谢 Amit Bhrany，J. Timothy Heffernan，Craig S. Murakami 和 Bryan S. Sires，感谢他们为新版本提供的出色的临床照片。最后，感谢所有为本书出版作出贡献的人。

Wayne F. Larrabee Jr.，医学博士，公共卫生学硕士
David A. Sherris，医学博士
Jeffrey C. Teixeira，医学博士，工商管理硕士

编者名录

Amit Bhrany, MD
Clinical Associate Professor
Department of Otolaryngology—Head and Neck Surgery
University of Washington School of Medicine
Seattle, Washington, USA

Kathleyn Brandstetter, MD
Facial Plastic & Reconstructive Surgeon
Department of Head & Neck Surgery
Kaiser Permanente
San Leandro Medical Center
San Leandro, California, USA

Craig Cupp, MD, EdD
Facial Plastic & Reconstructive Surgeon
Franciscan Medical Group
Gig Harbor, Washington, USA

J. Timothy Heffernan, MD
Oculoplastic Surgeon
Swedish Hospital
Seattle, Washington, USA

Wayne F. Larrabee Jr., MD, MSH
Clinical Professor of Facial Plastic Surgery
Department of Otolaryngology—Head and Neck Surgery
University of Washington;
Director
Larrabee Center for Facial Plastic Surgery
Seattle, Washington, USA

Craig S. Murakami, MD
Clinical Associate Professor
Facial Plastic Surgery
Department of Otolaryngology—Head and Neck Surgery
Virginia Mason Medical Center
Seattle, Washington, USA

David A. Sherris, MD
Professor and Chairman
Department of Otolaryngology
Jacobs School of Medicine
University at Buffalo
Buffalo, New York, USA

Bryan S. Sires, MD, PhD
Clinical Associate Professor
Allure Facial Laser Center and Medispa
Department of Ophthalmology
University of Washington
Kirkland, Washington, USA

Jeffrey C. Teixeira, MD, MBA
Assistant Professor
Department of Surgery
Uniformed Services University of the Health Sciences
Bethesda, Maryland, USA

图例说明

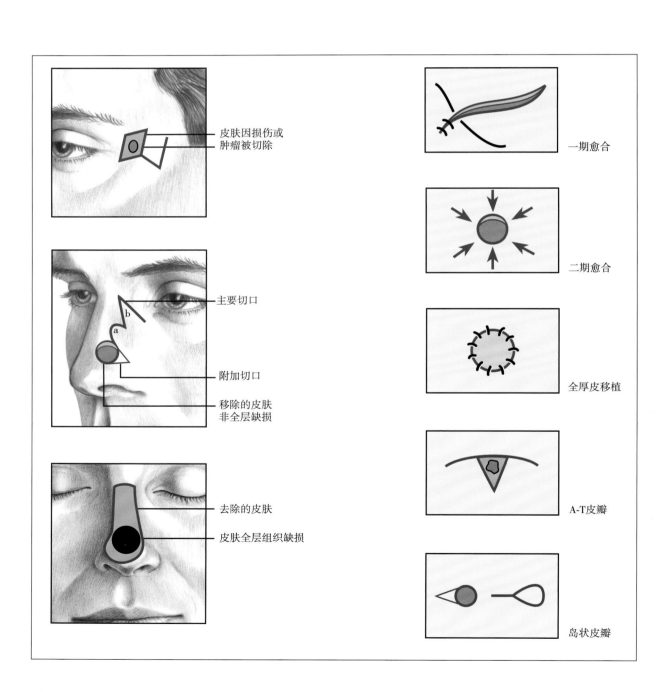

皮肤因损伤或
肿瘤被切除

一期愈合

主要切口

附加切口

移除的皮肤
非全层缺损

二期愈合

全厚皮移植

去除的皮肤

皮肤全层组织缺损

A-T皮瓣

岛状皮瓣

目 录

第一章　软组织的生物力学和生理学

概要

　　本章重点介绍与伤口愈合相关的皮肤生物力学特性,面部美学单位和亚单位在重建中的重要性,以及松弛皮肤张力线在设计或修复中的重要性。

关键词：生物力学,亚单位,松弛皮肤张力线,蠕变,伤口愈合,伤口断裂强度

　　了解软组织的生物力学、皮瓣的血管供应、面部美学单位和亚单位以及面部松弛皮肤张力线,对于有效修复特定面部缺损的设计是非常重要的。

　　皮肤是各向异性、非线性的结构,具有随时间变化的特性。各向异性是指皮肤的力学性能随方向而变化。松弛皮肤张力线(relaxed skin tension line, RSTL)是皮肤松弛状态下,张力最小的皮肤皱褶线;与之平行的切口在愈合时受到的张力最小(图 1.1)。与 RSTL 垂直的是最大张力线(the line of maximal extensibility, LME)。梭形切除术中,平行于 RSTL 并沿 LME 方向关闭切口,缝合张力最小,可最大程度避免瘢痕。

　　皮肤是非线性的。当皮肤被拉伸时,需要逐渐增加力来使之发生形变。这些变化常被描述为应力 - 应变曲线,其中应力代表每单位面积的力,应变代表变化长度除以原始长度(图 1.2)。在曲线的第Ⅰ部分,相对较小的应力即可产生较大的应变。这部分曲线主要对应精细的弹性纤维网变形;随着年龄的增长或日晒,这些纤维的损失会导致曲线右移。在曲线的第Ⅱ部分,拉伸皮肤需要逐渐增大的力,这与胶原纤维的方向改变有关,从相对随机的方向到与力的方向平行。在曲线的第Ⅲ部分,任何长度的增加都需要更大的力才能获得。在这段应力 - 应变曲线上的点,牵拉更多组织所需的张力不利于伤口愈合,应通过采取其他方案来避免张力的存在,例如皮瓣或移植物,而不是直接缝合。

　　皮肤具有随时间变化的特性,并非完全具有弹性。一段皮肤被反复拉伸后会出现一种称为"滞后"的变化,应力 - 应变曲线发生右移。应力松弛指的是如果一段皮肤被拉伸到给定长度并保持在该长度,皮肤张力会随着时间的推移而下降。蠕变指在一定应力作用下,皮肤长度会随时间推移而增加。与蠕变相关的组织学和生理学变化包括:胶原纤维重新排列成平行方向、弹性纤维断裂、组织因流体位移而脱水,以及组织向应力方向迁移。这些特性可用于组织扩张。在此过程中不会形成新皮肤,相反地,现有的皮肤被拉伸,以在较小的张力下关闭中等大小的缺损。

　　面部软组织的丰富血管使创造性重建成为可能。本书中讨论的大部分局部皮瓣的血供来源于真皮下血管网,皮瓣中偶尔也包含肌皮血管和肌间隔皮血管,以进一步增加血供。

　　创口闭合张力是创面愈合的关键变量。过度的闭合张力会导致临界存活皮瓣的血流量减少,继而出现坏死。在张力下闭合的创口更容易形成增生性瘢痕。此外,面部的某些区域,如上唇和下颌线,容易形成宽大或增生性瘢痕。这种倾向可能是由于潜在的肌肉运动导致愈合期创口的张力增加。值得注意的是,最近研究表明,如果在创口闭合时或闭合后不久,在前额切口的肌肉组织注射 A 型肉毒毒素(或肉毒杆菌毒素),产生瘢痕小,具有良好的美观性。这一关于前额区的结论已得到盲法试

验的证实,由此推测该方法也适用于其他由于潜在的肌肉运动可能造成宽大或增生性瘢痕部位切口。其作用机制是在创口愈合最初 2~3 个月内,暂时麻痹周围肌肉可减小伤口张力。当使用 A 型肉毒毒素时,外科医师必须注意权衡,不要为了减少瘢痕而影响相应结构的重要功能。注射前必须告知患者风险。自我们上一版以来,进一步的研究表明,A 型肉毒毒素可改善包括唇裂修复术后瘢痕在内的面部瘢痕外观。A 型肉毒毒素与其他减少瘢痕的方法(如激光疗法)的结合应用也在探索中。A 型肉毒毒素在预防增生性瘢痕或瘢痕疙瘩中的作用是不可否认的,其风险或不良反应与皮内注射类固醇相似,包括皮肤萎缩和毛细血管扩张。最后,创口闭合张力会使局部解剖标志变形,如眼睑、鼻翼、唇红和眉毛。这些扭曲变形通常是暂时的,但是当首次缝合导致局部结构变形时,则需要及时使用皮瓣。

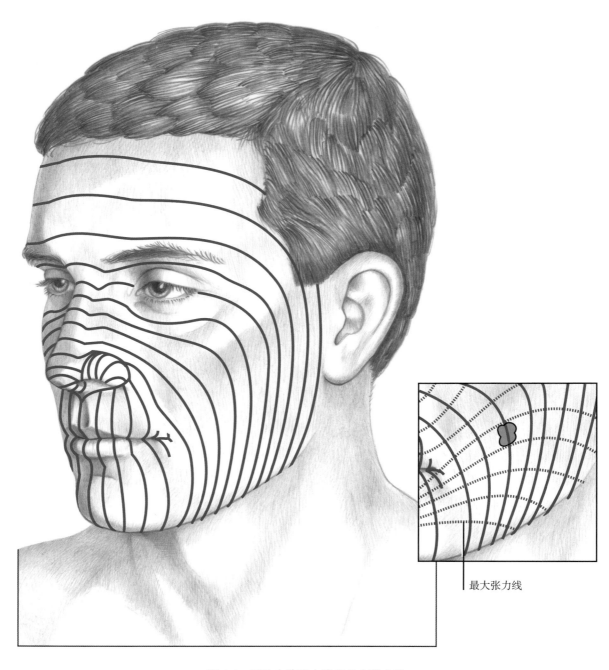

最大张力线

图 1.1 松弛皮肤张力线和最大张力线

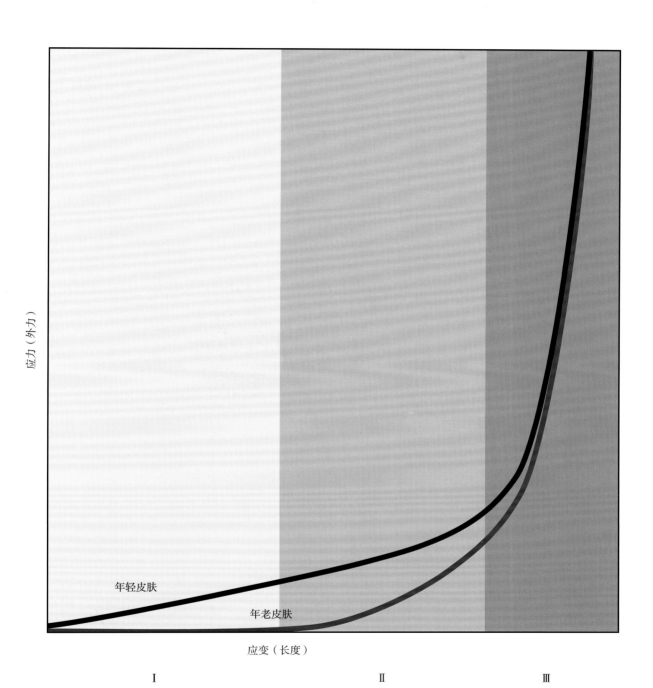

图 1.2　年轻和年老皮肤的应力 - 应变曲线

创口断裂强度是将新鲜创口边缘分离所需的力,在第 7 天之前一直很小（图 1.3）。事实上,创口的抗拉强度从未超过正常皮肤的 80%。耐久的可吸收缝合或永久皮下缝合是必要的,以缓解张力并防止愈合过程中的瘢痕增宽。

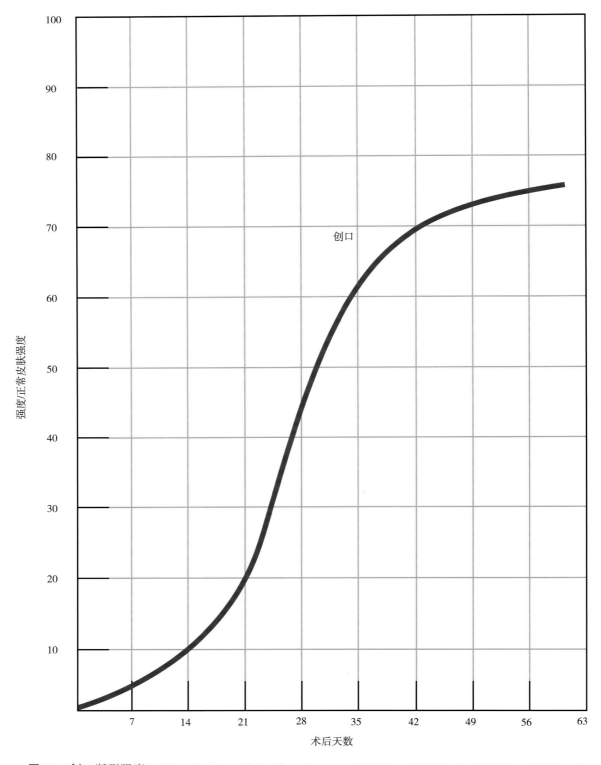

图 1.3　创口断裂强度。Adapted with permission from Levenson SM, Geever EF, Crowley LV, Oates JF, Berard CW, Rosen H. The healing of rat skin wounds. Ann Surg 1965; 161: 293–308.

　　面部被分成多个美学单位,这些单位又被进一步划分为亚单位(图1.4)。这些单位和亚单位是基于皮肤厚度、颜色、弹性和基本结构轮廓划分的。精确规划面部重建方案需要分析缺损的大小、位置以及涉及的一个或多个亚单位与整体的关系。与 RSTL 平行,位于单位或亚单位边界内,或位于面中部的切口,瘢痕反应最不易觉察。

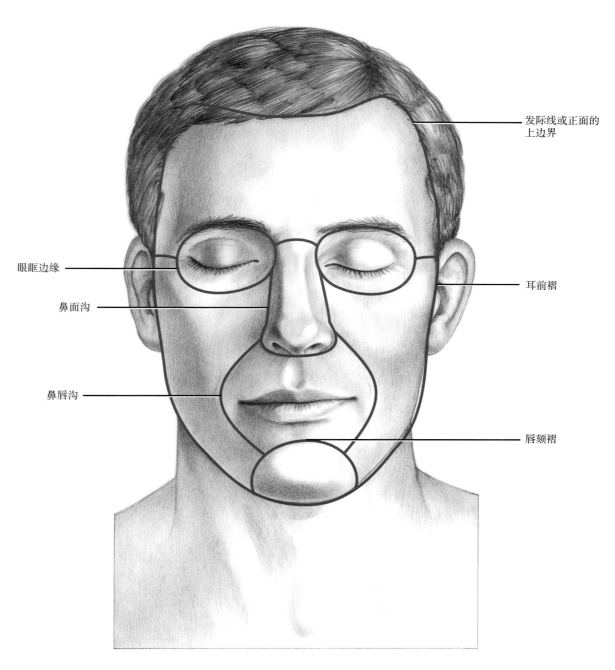

图1.4　面部美学单位

　　以下各章介绍了基于美学单位和亚单位重建面部的方法。一般来说,缺损部位最好用同一单位的组织进行重建,因其颜色、厚度和纹理最为接近。当缺损太大,无法用同一美学单位的组织重建时,通常从周围单位中动员组织。局部皮瓣通常是最合适的组织来源。

推荐阅读

Baker SR. Fundamentals of expanded tissue. Head Neck 1991;13(4):327–333

Baker SR, Swanson NA. Local flaps in facial reconstruction. St. Louis: CV Mosby; 1995

Borges AF. Elective incisions and scar revision. Boston: Little, Brown; 1973

Borges AF. Relaxed skin tension lines. Dermatol Clin 1989;7(1):169–177

Borges AF. Relaxed skin tension lines (RSTL) versus other skin lines. Plast Reconstr Surg 1984;73(1):144–150

Carrero K, Martin L, MA W, LIN HF, Yin XF, Zhou BB. Botulinum toxin type A for the treatment and prevention of hypertrophic scars and keloids: Updated Reveiw. J Cosmet Dermatol 2019; 18(1): 10-15

Dzubow LM, Zack L. The principle of cosmetic junctions as applied to reconstruction of defects following Mohs surgery. J Dermatol Surg Oncol 1990;16(4):353–355

Gonzalez-Ulloa M, Castillo A, Stevens E, Alvarez Fuertes G, Leonelli F, Ubaldo F. Preliminary study of the total restoration of the facial skin. Plast Reconstr Surg (1946) 1954;13(3):151–161

Larrabee WF Jr. Design of local skin flaps. Otolaryngol Clin North Am 1990;23(5):899–923

Levenson SM, Geever EF, Crowley LV, Oates JF III, Berard CW, Rosen H. The healing of rat skin wounds. Ann Surg 1965;161:293–308

McGregor IA. Local skin flaps in facial reconstruction. Otolaryngol Clin North Am 1982;15(1):77–98

Peacock EE. Wound repair. 3rd ed. Philadelphia: WB Saunders; 1984

第二章　基本技术

概要

　　本章综述了面部重建中所采用的技术,包括伤口缝合和护理、缺损塑形、二期愈合、皮肤和复合组织移植、各种皮瓣(推进皮瓣、旋转皮瓣、菱形皮瓣、双叶皮瓣和音符皮瓣)技术、Z成形术以及皮肤磨削术。

关键词:皮肤移植,复合组织移植,伤口缝合,二期愈合,推进皮瓣,旋转皮瓣,菱形皮瓣,Z成形术,
　　　　双叶皮瓣

◆ 伤口缝合

　　良好的手术切口是伤口正确缝合的基础。切口应与皮肤垂直,但部分区域(如头皮)除外,对于头皮切口需进行斜面处理,以防止毛囊受损(图 2.1)。在 Sherris 和 Kern 的《基本外科技能》(*Essential Surgical Skills*)一书中,有对伤口缝合技术的深入评估和实践指导(见推荐阅读),这本书对年轻的外科专业医学生特别有帮助,可作为本书内容的补充。在本书后续章节,将精选伤口缝合和处理的相关内容。

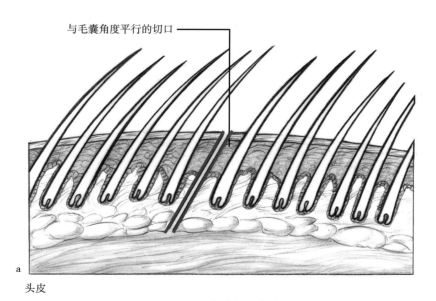

与毛囊角度平行的切口

a

头皮

图 2.1　发内切口(a)

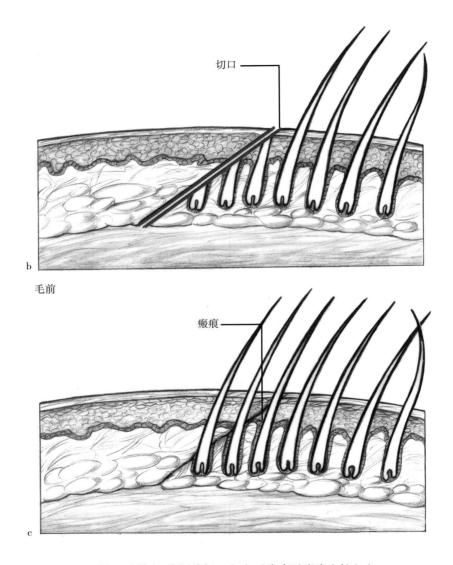

切口

b

毛前

瘢痕

c

图 2.1（续） 发际线切口（b）、毛发穿过瘢痕生长（c）

　　缝合切口的深层，即真皮层和／或皮下层，应使用可吸收缝线（图 2.2）。深层缝合可减小伤口张力，缩小伤口无效腔，并有助于皮缘外翻。皮缘应使用 5-0 至 7-0 不可吸收缝线，垂直皮肤进针。可使用皮钉对帽状腱膜上层的含发头皮切口进行缝合。

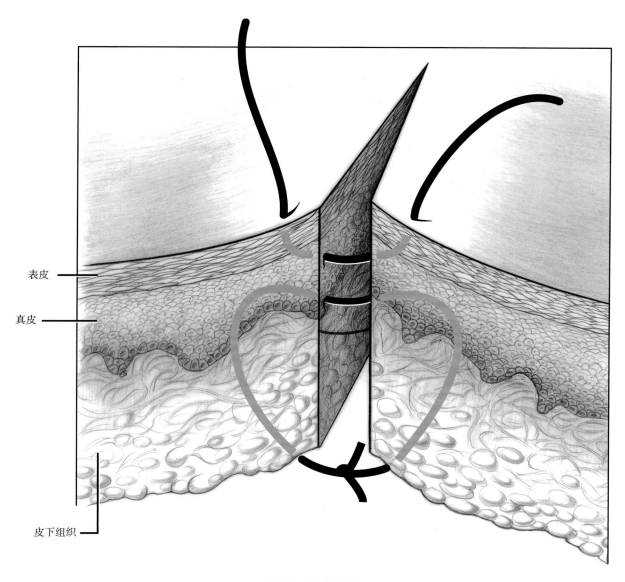

表皮

真皮

皮下组织

图 2.2 缝合图解

在皮瓣植入和皮肤缝合时，易产生立锥体畸形（standing cone deformities）或"猫耳"畸形（"dog-ear"deformities）（图 2.3）。必须切除一个 Burow 三角（Burow triangle）以纠正这些畸形。最简单的方法是将锥体轻微上拉，从多余组织的底部至伤口的顶点做第一个切口，切口大致平行于松弛皮肤张力线，然后将另一侧重叠多余组织切除。

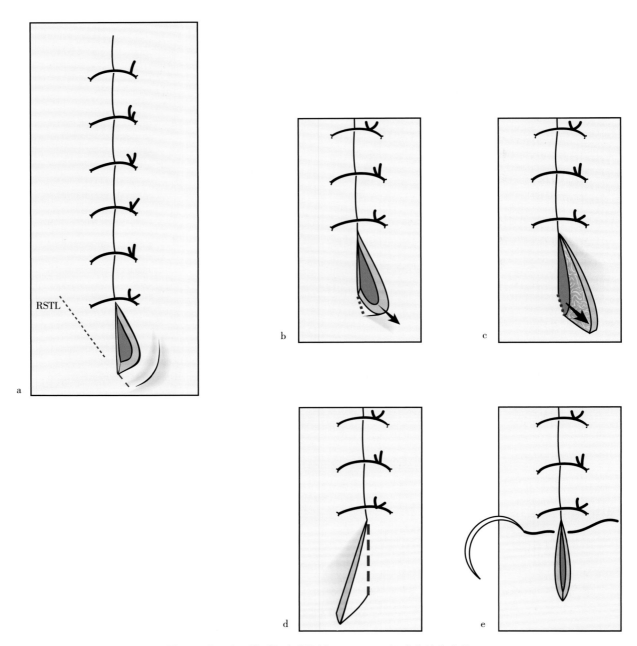

图 2.3 （a-e）"猫耳"畸形的矫正。RSTL，松弛皮肤张力线

◆ 伤口护理

在伤口缝合处,通常需要涂抹抗生素软膏,并覆盖无黏性的纱布。用纸胶带或弹性胶带包扎伤口,可对伤口施加轻微压力。

对于鼻部伤口,应用鼻整形敷料处理,以防止血肿形成,并有助于皮肤-软组织包膜的重新覆盖。我们采用的鼻整形敷料是涂有 Mastisol 液体医用黏合剂的纸胶带,然后布胶带覆盖,最后用 Aquaplast 低温热塑石膏覆盖。这种敷料的优点是,石膏有可塑性,拆除时可通过将 Detachol 除胶剂倒在敷料上,以保证在对软组织包膜破坏最小的情况下实现轻松剥离。

伤口敷料可在 24~48h 内拆除,但鼻部敷料通常在拆线时拆除。拆除敷料后,过氧化氢溶液清理缝线处并涂抹抗生素软膏,每天 3 次。

面部的皮肤缝线通常可在第 4~6 天拆除;眼睑皮肤的缝线可在第 3~5 天拆除;含发头皮缝线可在第 7~10 天拆除。在拆线后,部分伤口需要使用 Mastisol 和 Steri-Strips 再加固一周。如果伤口明显处于高张力状态,那么应延长拆线时间,但这样做的弊端是出现缝线痕迹概率增高。

如果担心增生性瘢痕或瘢痕疙瘩形成,则应在缝合后即刻或在拆线后在伤口上覆盖硅凝胶膜。指导患者每天尽可能长时间使用硅凝胶膜,并必须夜间使用,持续 2~3 个月。出院后对患者定期随访,每隔 4~6 周向瘢痕处注射曲安奈德,以帮助预防增生性瘢痕或瘢痕疙瘩的形成。

◆ 缺损形状

莫氏化学外科手术(Mohs chemosurgery)造成的大多数皮肤缺损是近似圆形的,莫氏切除术也会导致边缘碟形缺损。下文对皮瓣设计的描述基于各种形状缺损的重塑,包括三角形、等边平行四边形和圆形。大多数情况下,对于某个特定的缺损,最佳的皮瓣设计对应的形状与原始缺损不同。通常需要切除一些正常的组织,将缺损范围扩大,但形成更合适的形状,以达到最佳的皮瓣缝合效果。在切除任何正常组织形成更大的缺损之前,应提前完成皮瓣设计,并用记号笔在患者身上做标记。一般来说,先转移皮瓣、缝合供区伤口,再切除正常组织。即使缺损形状与设计的皮瓣完全匹配,也通常要以垂直方向切除 1~2mm 的伤口边缘,以更好地缝合伤口。

◆ 二期愈合

面部凹陷区域的缺损可通过二期愈合达到较好的恢复效果(**图 2.4**)。这些区域包括耳部和鼻部的凹面、额颞区、眉间区、内眦区、鼻翼旁沟或鼻唇沟区以及唇部的人中区。较大缺损可用局部组织推进或荷包缝合的方式部分减张缝合,以缩小缺损面积,从而缩短愈合时间。在有软骨裸露的部位,如耳郭,可行小的刺切或真皮打孔,以使肉芽修复组织从软骨的另一侧进入,从而加快愈合。

由于二期愈合的伤口需要数周甚至数月的护理,必须充分告知患者并确保患者能够接受愈合阶段的异常外观。伤口需涂抹抗生素软膏,并使用不黏敷料覆盖。敷料每天更换两次,过氧化氢溶液清洗伤口。

如果二期愈合导致不良结果或引起局部解剖标志的扭曲,可行修复手术。可在任何时间中断二次愈合过程,用植皮或局部皮瓣的方式修复缺损。在这些情况下,伤口挛缩通常会使缺损比原来更小、更浅、更容易修复。

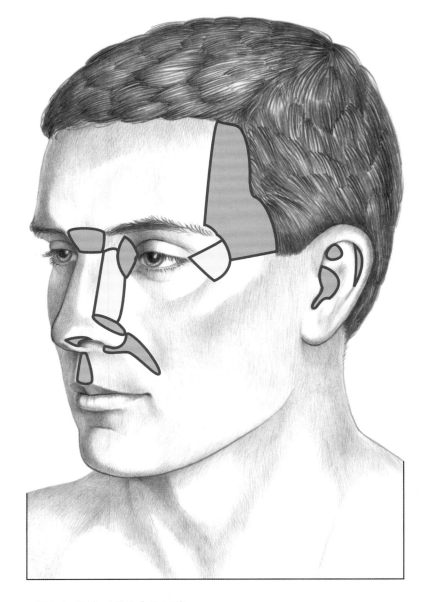

通过二期愈合能获得良好
愈合效果的面部凹陷区域

1. 额侧区

2. 眉间

3. 内眦区

4. 耳部凹陷区域

5. 鼻翼上凹陷

6. 鼻软组织三角

7. 上唇中央（人中）区

8. 鼻翼旁沟/鼻唇沟

通过二期愈合能获得较好
愈合效果的区域

1. 鼻旁区

2. 外眦区

图 2.4　适合二期愈合的区域

◆ 皮肤移植

断层皮片（split-thickness skin graft，STSG）很少用于面部重建，通常从大腿或臀部获取。电动取皮机能获得厚度为 0.015~0.016 英寸（0.038~0.040cm）的 STSG。获取移植皮片后，用多孔敷料覆盖供区。移植物"饼状"铺开处理，以防止皮下积液或血肿形成。

全厚皮片（full-thickness skin graft，FTSG）常用于较小缺损（1~5cm）的修复，通常从头颈部获取。

需要评估缺损区域的颜色、厚度和纹理,以确定最合适的供体部位。FTSG 通常取自上睑、耳前区、耳后区、鼻唇皱襞及锁骨上区。当使用上睑皮肤时,有时需要在对侧眼睑行重睑术,以保持对称性。有时特定缺损需要从双上睑上取皮进行植皮。通常以缺损部位作为模板,标记需要取材的 FTSG,并切除最少的皮下组织。供区缺损在一期手术时缝合,并根据需要切除立锥体畸形。

STSG 或 FTSG 最理想的缺损移植床是不包含裸露的骨或软骨的血管网,尽管移植物在皮下组织、软骨膜或骨膜上也能很好地存活,移植床上最理想的组织是肌肉或肉芽组织。如果受区缺损部位包含没有骨膜覆盖的裸露颅骨,可以制作局部颅骨膜皮瓣作为移植床。另外,将颅骨打磨到板障间隙也可创造一个血管床。对于暴露的软骨,可多处刺切或真皮打孔,以允许肉芽组织从深层表面生长,并为移植物创造一个血管化的缺损床。颞顶筋膜移植也可用于覆盖大面积裸露的骨或软骨。

在放置 FTSG 之前,要用对其做多个刺切口,使其形成“饼状”。皮片移植物应进一步固定在缺损移植床上,并在伤口边缘行无张力缝合。一旦皮肤移植沿移植缺损边缘缝合到位,该部位要加固3~5 天,以防止移植床表面产生剪切应力。常用的支撑材料包括沾有抗生素软膏的棉花、非黏性纱布(Telfa)和泡沫。在移植物 - 缺损界面的远端几毫米处进行枕垫缝合,可以防止伤口边缘出现凹陷。如果在拆除枕垫缝线时发现有皮下积液,可用刺穿式切口将其排出。使用抗生素软膏涂抹伤口部位,直到伤口完全愈合。

◆ 复合移植物

用于面部局部重建的复合移植物通常包含皮肤和软骨。最常见的供体部位是耳部,而最常见的受体部位是鼻翼边缘和鼻小柱。复合移植物最大直径可达 1.5cm,但随着尺寸的增加,坏死的风险也急剧增加。1cm 或其以下直径的复合移植物为首选。如果移植物与供区的接触不仅限于其边缘,其存活率也会提高。例如,即使部分厚度移植物的面积大于 1.5cm^2,只有鼻翼边缘是贯通的,而缺损的其余部分只有皮肤的移植物,通常会存活得很好。将复合移植软骨夹在供体部位的皮肤和黏膜之间,采用“榫卯结构”的方式放置,可以起到稳定移植物的作用,并提高移植物的存活率。

在移植物植入后,不使用支撑物。术后用冰生理盐水冷却移植物 2 或 3 天。围手术期给予类固醇短期口服,并在愈合期间用抗生素软膏保持移植物的湿润。移植物的颜色最初通常较苍白,但一般会在植入后数日内变蓝。在植入后第一周内,偶有表皮松解和皮屑脱落发生。在随后的几周内,移植物的颜色将逐渐呈现为粉红色。复合移植物应慎用于吸烟、放疗后或其他血管供应受损的患者。

◆ 推进皮瓣

推进皮瓣是最简单的皮瓣设计方法,其最基本的形式是将梭形切口的边缘一起向前推进。张力位于切口边缘,且垂直于切口线。矩形推进皮瓣主要用于前额,但偶尔也用于其他部位(图 2.5)。推进皮瓣可使用单侧或双侧的方式,这取决于要推进的多余组织的位置。皮瓣长度通常是宽度的两倍,但面部血供丰富,也可按需求适当延长皮瓣。张力主要位于供区缝合处,与切口垂直。推进时,皮瓣宽度会略有缩减。因此,当设计推进皮瓣时,通常设计的宽度要比缺损大小略宽。缝合时可根据需要,结合“减半”原则和 Burow 三角切除法来调整皮瓣边长(较短)和供区边长(较长)之间的差距。Burow 三角切除的位置可隐藏于 RSTL 的一个或多个部位,或者在自然的解剖学边界进行。

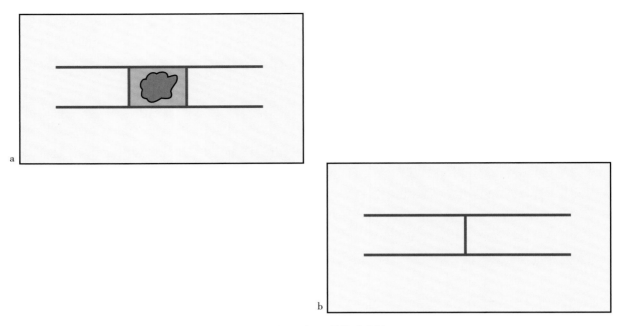

图 2.5 （a，b）矩形推进皮瓣

◆ 旋转皮瓣

　　旋转皮瓣最适合用于修复三角形缺损。圆形或椭圆形缺损需要转变成更接近三角形的形状，以便在缝合缺损的同时防止立锥体畸形的形成。该皮瓣设计在三角形的一个顶点上（图 2.6）。切口线

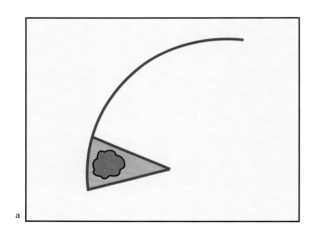

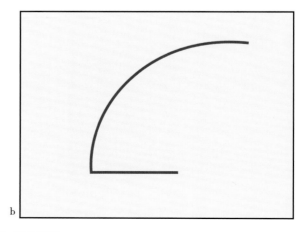

图 2.6 （a，b）旋转皮瓣

平行于 RSTL 或在面部美学单位 / 亚单位的边界内。为了对合较长的缺损侧和较短的皮瓣侧，必须使用减半原则和切除 Burow 三角。在推进和插入皮瓣之前，不应切除 Burow 三角，因为很难精确地预估冗余组织量的多少。根据需要，可在较大一侧的任何一点切除 Burow 三角，不需要在根部切除。

◆ 菱形皮瓣

菱形皮瓣或称 Limberg 皮瓣，是一种等边平行四边形皮瓣，用于修复大小和形状相同的缺损（图 2.7）。经典的菱形皮瓣设计包含两个 60° 角和两个 120° 角，缺损部位和皮瓣的所有边应保持一致的长度。皮瓣的第一边是缺损处两个 120° 角顶点连线的延长线。缺损部位的边长和皮瓣所有边长均相等。第二边与第一边的末端成 60° 角，并与菱形缺损的一个相邻边平行。最大张力点位于供区的缝合处。供区的缝合位置应接近 RSTL，从而与最大延展性线相垂直。需要先使用皮下缝合以接近最大张力点。

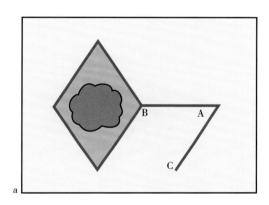

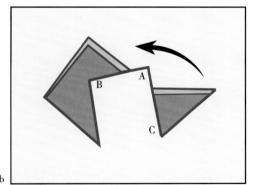

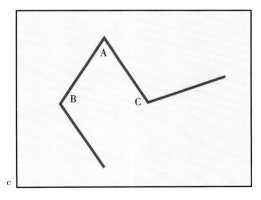

图 2.7 （a-c）菱形皮瓣

◆ 双叶皮瓣

经典的双叶皮瓣包括两个相互成 90° 的皮瓣,皮瓣总旋转角度为 180°（**图 2.8a**）。根据局部解剖标志,皮瓣之间的角度可以减小到 45°～50°,皮瓣总旋转角度为 90°～100°（**图 2.8b**）。较小的旋转角度可以防止立锥体畸形的形成并减小伤口张力。由于双叶皮瓣间角度自由可变,可将皮瓣设计在 RSTL 和美学单位 / 亚单位的边界并缝合。

在缺损附近绘制第一块皮瓣,设计的皮瓣的尺寸应与缺损相同或略小于缺损,第二块皮瓣的尺寸应比第一块皮瓣小 25%~50%。在设计并切除第二块皮瓣时,应在皮瓣的顶点做一个 Burow 三角,以辅助供区的缝合,并向第一块皮瓣的供区提供额外的组织。第一块皮瓣的供区用第二块皮瓣进行缝合,必要时可在供区的远端行 V-Y 推进。第二块皮瓣的供区可直接缝合。第一、第二块皮瓣的面积比例取决于多余组织的位置,可以自由变化。

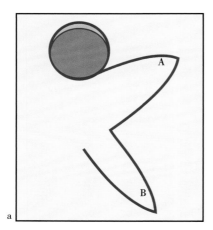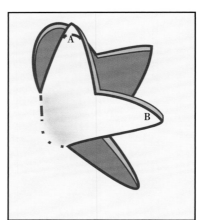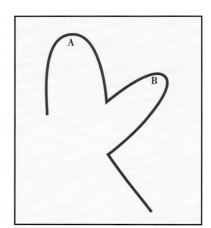
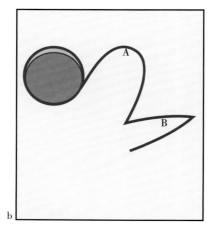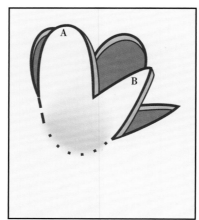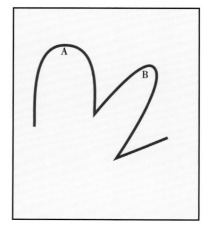

图 2.8 （a）经典双叶皮瓣;（b）改良 Zitelli 双叶皮瓣

◆ 音符皮瓣

音符皮瓣是一种三角形的转位皮瓣,用于圆形缺损的修复(图 2.9)。设计时在缺损的边缘画出一条切线,方向大致与 RSTL 平行。这条切线的长度是缺损直径的 1.5 倍。在第一条切线上画出第二条切线,与第一条切线成 50°~60° 且方向远离缺损。第二条切线的长度大约与缺损直径相同。皮瓣的顶端可以去掉上皮或在插入时进行修剪。音符皮瓣的主要张力位于三角形皮瓣的供区缝合处。音符皮瓣通常比缺损部位小一些,因此一般不用于直径大于 1.5~2.0cm 的缺损。皮瓣转位在皮瓣底部形成一个小的立锥体畸形,在手术时应设计 Burow 三角切除畸形。

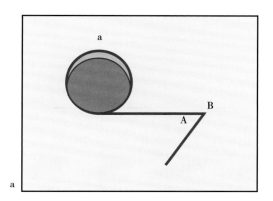

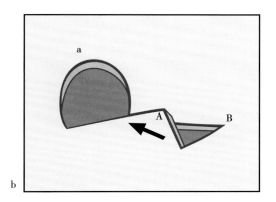

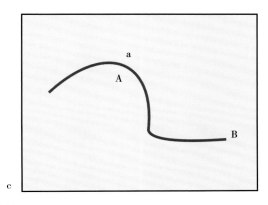

图 2.9 (a-c)音符皮瓣

◆ Z 成形术

Z 成形术的两个主要作用是松解挛缩的瘢痕和将瘢痕或解剖标志重新定位至更理想的位置。经典的设计包括两个相同的、相邻的三角形皮瓣,相互易位(图 2.10)。每个皮瓣顶点的角度通常在 30° ~60°。角度越大,挛缩瘢痕获得延展的长度就越大。皮瓣三个边缘的长度是相等的,在头颈部进行 Z 成形术时,边长通常限制在 1cm 内。对于较大的缺损,可以进行多个连续 Z 成形术。

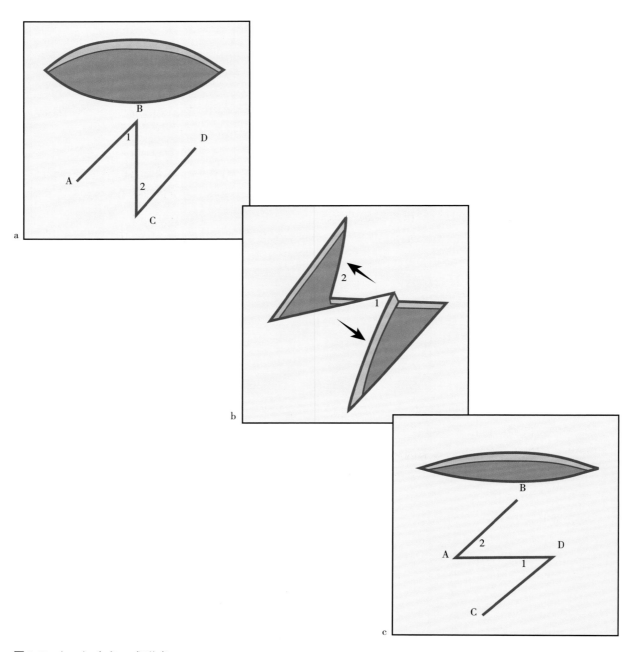

图 2.10 (a-c)改良 Z 成形术。Adapted with permission from Borges AF. The rhombic flap. Plast Reconstr Surg 1981;67: 458-466.

在设计 Z 成形术皮瓣时,首先标记 RSTL 和局部美学单位 / 亚单位的边界。根据目标是最大限度地延展瘢痕还是重新定位局部组织,来选择皮瓣的角度。Z 成形术皮瓣的中心线方向会改变 90°,而侧边的位置不发生改变。因此,必须慎重选择侧边的位置,使最终的瘢痕与 RSTL 和美学单位的边界保持良好对齐。通过假设非皮瓣部位(图 2.10a 中的 AB 和 CD)保持大致相同的位置,而中心线的位置从 CB 变为 AD(图 2.10b、c),可以实现最终结果的可视化。Z 成形术设计的一个简单原则是,Z 成形术的皮瓣边缘只能以两种方式绘制。使 Z 成形术皮瓣的边缘与 RSTL 最为平行,几乎在每个病例中都是正确的设计方式。

对于瘢痕修复,可以在 BC 轴上以椭圆形状去除瘢痕,并与 Z 成形术同时进行重新定向。连续 Z 成形术指的是设计一系列连续的 Z 形皮瓣。

图 2.10 展示了与缺损相邻的 Z 成形术的效果。Borges 已经描述了这种辅助性的 Z 成形术,以帮助缝合困难切口。

◆ 皮肤磨削术

皮肤磨削术(磨皮术)能够改善大多数切口和皮瓣重建术的愈合效果。这项简单的技术可有效减少供体和受体部位皮肤之间的轻至中度轮廓异常和颜色差异。然而,瘢痕疙瘩不适用于磨皮术,因为磨皮术可能导致瘢痕疙瘩恶化。

对于局部皮瓣,切口本身应进行磨皮处理。而对于区域皮瓣,如用于鼻部重建的额部皮瓣,整个受区的美学单位和皮瓣都应进行磨皮处理。磨皮的时机一直有争议。我们发现,在手术后 4~6 周进行磨皮的效果最佳,但更晚进行磨皮也可获得改善。

磨皮术能很容易地在诊室内完成,但工作人员应始终戴护目镜和外科口罩,因为该过程会导致血液和组织的气溶胶化。在进行口周磨皮术之前,应预防性使用抗病毒药物。在磨皮术之前,要清洁皮肤,并用手术记号笔标出所有轮廓异常的部位。通过注射局部麻醉剂和 / 或用冷冻剂喷雾冷冻进行局部麻醉。注射局部麻醉剂时,应反向牵引将皮肤拉紧,再进行皮肤磨削。当使用冷冻剂麻醉时,一般无需额外反向牵引,因为冷冻后的皮肤在磨削时暂时处于固态。同时,应避免反复冷冻同一个区域,因为这样的冷冻效果较差,而且更可能造成组织损伤。

钢丝刷和粗金刚砂钻都是有效磨皮工具。无论使用哪一种方法,磨皮的深度都应至真皮乳头层,避免磨削超过真皮层导致的全厚缺损,引发瘢痕形成。判断磨皮深度的方法是当所有标记在轮廓异常处的墨水标记都消失时即为终点。

对于磨削区域边缘应小心地进行羽化处理,以便于更自然地过渡到正常皮肤。

磨皮后,使用浸有 1% 利多卡因和 1∶100 000 肾上腺素的海绵覆盖该区域,以达到美观和收缩血管的效果。伤口可以用聚氧乙烯凝胶敷料(Vigilon)覆盖或简单地涂以凡士林或抗生素软膏。如果伤口使用了敷料,应在 24h 内去除。嘱患者用温水淋浴清洁患处,每日 3 次。淋浴后在该区域使用抗生素软膏或凡士林涂抹,以保持湿润。通常在手术后 7~10 天,一旦所有结痂停止,患者可以停止使用软膏,并可重新在该区域化妆。

推荐阅读

Becker FF. Facial Reconstruction with local and regional flaps. New York: Thieme-Stratton; 1985:45–54

Borges AF. The rhombic flap. Plast Reconstr Surg 1981;67(4):458–466

Fann PC, Hartman DF, Goode RL. Pharmacologic and surgical enhancement of composite graft survival. Arch Otolaryngol Head Neck Surg 1993;119(3):313–319

Gassner HG, Brissett AE, Otley CC, et al. Botulinum toxin to improve facial wound healing: a prospective, blinded, placebo-controlled study. Mayo Clin Proc 2006;81(8):1023–1028

Larrabee WF Jr. Design of local skin flaps. Otolaryngol Clin North Am 1990;23(5):899–923

Larrabee WF Jr, Sutton D. The biomechanics of advancement and rotation flaps. Laryngoscope 1981;91(5):726–734

Larrabee WF Jr, Trachy R, Sutton D, Cox K. Rhomboid flap dynamics. Arch Otolaryngol 1981;107(12):755–757

Limberg AA. Mathematical principles of local plastic procedures of the surface of the human body. Leningrad: Medgiz; 1946

Otley CC, Sherris DA. Spectrum of cartilage grafting in cutaneous reconstructive surgery. J Am Acad Dermatol 1998;39(6):982–992

Ridenour BD, Larrabee WF. Skin flap design: physiology and biodynamics. In: Meyers AD, ed. Biological Basis of Facial Plastic Surgery. New York: Thieme; 1993:72–104

Sherris DA, Gassner HG. Botulinum toxin to minimize facial scarring. Facial Plast Surg 2002;18(1):35–39

Sherris DA, Kern EB. Essential surgical skills. 2nd ed. Philadelphia: WB Saunders/Mosby; 2004

Thomas JR, Holt GR. Facial scars, revisions and camouflage. St. Louis: CV Mosby; 1989:123–136

Walike JW, Larrabee WF Jr. The 'note flap'. Arch Otolaryngol 1985;111(7):430–433

Zitelli JA. Secondary intention healing: an alternative to surgical repair. Clin Dermatol 1984;2(3):92–106

第三章　头皮

概要

　　本章重点介绍头皮缺损重建相关的解剖学和治疗原则,包括病灶切除、缺损修复以及应用组织扩张器治疗较大范围的头皮缺损。

关键词:头皮,组织扩张器,旋转皮瓣,分层缝合,帽状腱膜,推进皮瓣

　　头皮分5层,自上而下依次为:皮肤、皮下脂肪、帽状腱膜、疏松结缔组织和颅骨膜。帽状腱膜是坚韧的纤维片状连接结构,前连额肌,后连枕肌,紧贴骨膜。帽状腱膜与颅顶皮肤紧密结合,显著降低了皮下组织的活动性。

　　由于头皮下组织的血运极其丰富,而且有毛囊损伤的风险,但病变在该层面很难向下破坏。帽状腱膜下方是一层含有少量血管的疏松结缔组织,病变在该层面较易扩散破坏,但即使病变破坏广泛,也仅表现为头围较正常增大,而无明显肿物突出。

　　头皮的血供主要来自5根动脉:滑车上动脉、眶上动脉、颞浅动脉、耳后动脉和枕动脉,并呈放射状排列。由于血运丰富,可以设计出众多小的任意皮瓣,但大的转位皮瓣需包含上述知名动脉。

　　由于头发在头皮不同区域的倾斜角度不同,尤其是在头发倾斜角度发生变化的区域,切口方向应与毛囊平行,同时切口应稍倾斜以减少对毛囊的损伤(见图2.1)。

　　缝合头皮切口时应分两层。首先,采用2-0或3-0的不可吸收/慢吸收缝线缝合帽状腱膜以减少皮肤张力,如果切口张力较大,缝线可距离切口边缘1cm进针,以防止打结时组织撕裂,缝合间距为1~2cm,皮下充分减张可减少瘢痕形成和术后脱发。缝合皮肤时,采用4-0或5-0的单股缝线或医用皮肤缝合器。

　　头皮较厚且弹性差,较难开展推进皮瓣或转位皮瓣操作。而旋转皮瓣是头皮缺损的主要修复技术。根据缺损位置的不同,主要采用旋转皮瓣或组织扩张器等治疗较大范围的头皮缺损。

　　对头皮进行触诊,确定其活动情况并作为皮瓣设计的参考。头皮组织在张力状态下缝合,甚至能够伸展30%~50%,此时通过缝合帽状腱膜,可以减少过大的皮肤张力。

　　通常情况下,可以采用单侧或双侧旋转皮瓣来闭合尺寸小于3~5cm的头皮缺损(图3.1),虽然双侧皮瓣可以让张力得到更均匀的分布,但当缺损靠近发际线时,更倾向于选择单侧皮瓣。典型的旋转皮瓣侧边长度应为缺损直径大小的4~6倍,使皮瓣能够充分地旋转。实际操作中,可以先设计最大长度的单侧或双侧旋转皮瓣,再根据术中情况确定皮瓣的大小(图3.2)。帽状腱膜下层需要充分游离以增强头皮的活动性。缝合时首先考虑闭合缺损部分,然后再缝合侧边,使得皮瓣张力能够均匀地分布。双侧旋转皮瓣在设计时,大小无需完全对等,除非缺损正好位于头皮中央。当双侧旋转皮瓣仍不足以闭合头皮缺损时,可以再增加一个或多个皮瓣,形成“风车”状以闭合缺损。

　　皮瓣缝合时会出现小的“猫耳”,通常会随着伤口愈合而逐渐消退,大的“猫耳”可以采用标准的Burow技术切除。对于良性病变(如烧伤瘢痕、痣),还可以在病灶切除之前预先设计、制作旋转皮

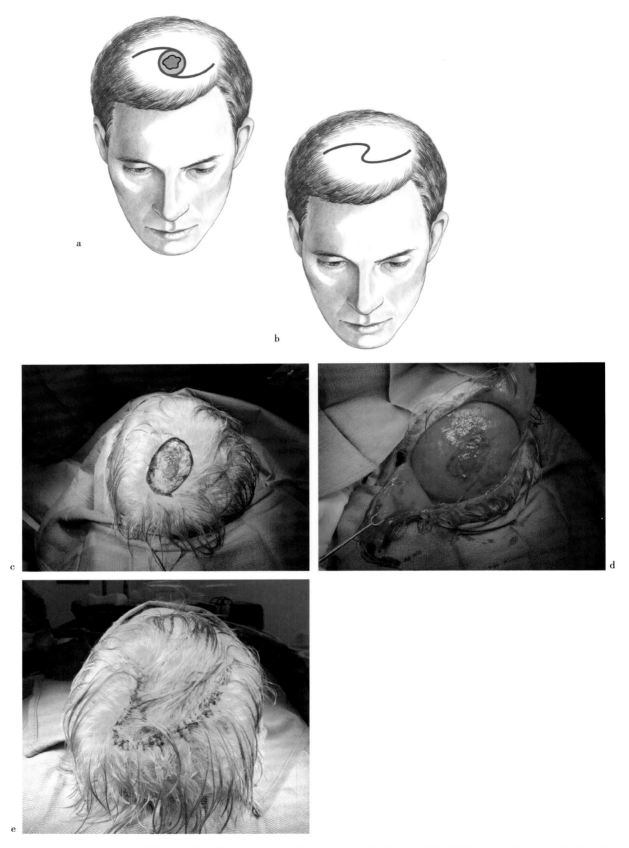

图 3.1 （a，b）头皮双侧旋转皮瓣示意图；（c）病灶切除之后的头皮缺损；（d）帽状腱膜下广泛游离头皮旋转皮瓣；
（e）旋转皮瓣闭合头皮缺损后的即刻形态

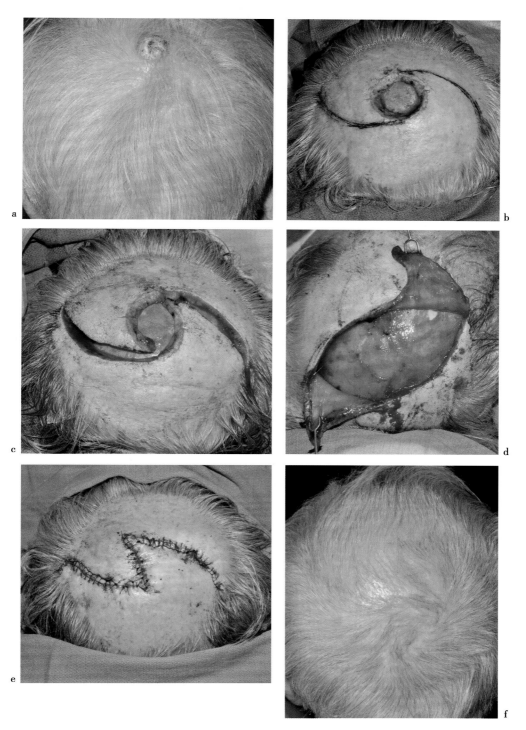

图 3.2 （a）头皮处的病灶；（b）病灶切除之后的头皮缺损及皮瓣设计；（c）双侧头皮旋转皮瓣切口；（d）帽状腱膜下广泛游离头皮旋转皮瓣；（e）旋转皮瓣闭合头皮缺损后的即刻形态；（f）远期随访示切口完全愈合

瓣。如有必要,甚至可以开展分期手术。

如果头皮缺损面积过大,通过旋转皮瓣难以实现缺损的完全闭合。此时,如果缺损处尚存在骨膜,可以考虑二期愈合或游离皮片移植技术。STSG 可以直接移植于骨膜上或钻孔处理后具有良好生存能力的板障区,如果直接移植于裸露骨质,则皮片较难存活,愈合期延长,并且会增加骨髓炎的风险。当愈合之后,可以使用组织扩张器进一步实现头皮的完整覆盖。

当头皮缺损采用旋转皮瓣难以闭合时,组织扩张器可以作为首选(图 3.3)。如有可能,应在切除原发病灶之前完成组织扩张(图 3.4)。

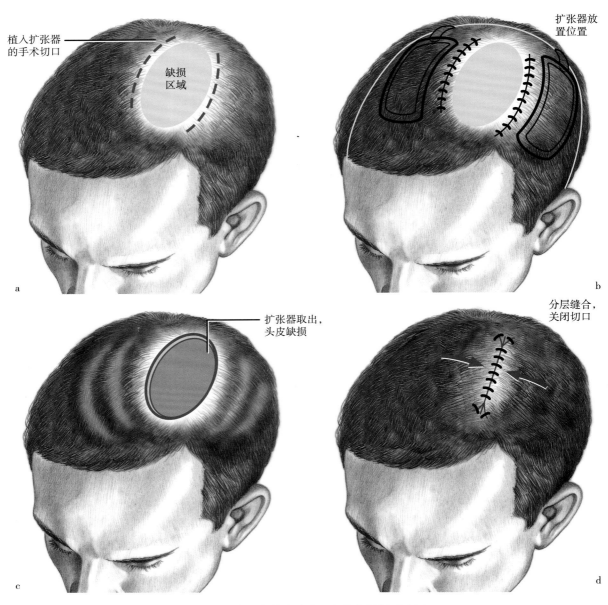

图 3.3 (a-d)扩张头皮组织修复缺损示意图

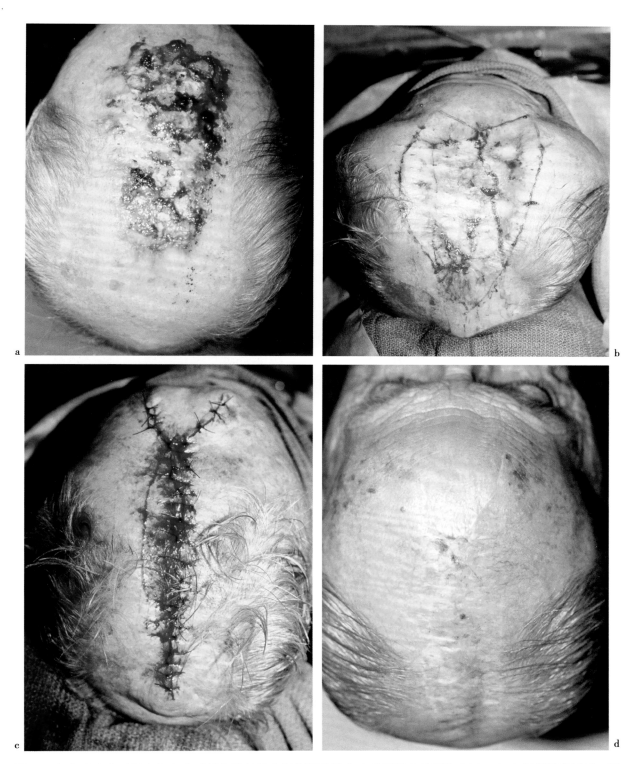

图 3.4 （a）头皮大面积病变；（b）病灶切除并植入组织扩张器；（c）分层缝合关闭头皮切口；（d）远期随访示切口完全愈合

　　如果原发病灶已经切除，可以通过二期愈合或 STSG 移植先闭合缺损，之后再开展组织扩张。根据不同的皮瓣设计，可以选择不同的扩张器形状。如果采用长方形的组织扩张器，扩张器的底面大小约为缺损的 2.5 倍；如果采用圆形的组织扩张器，扩张器的直径约为缺损的 2.5 倍。

　　尽管头皮缺损最常采用旋转皮瓣进行修复，但当头皮扩张之后，由于获得了额外的组织，此时首选推进皮瓣进行修复。此外，还应当预先规划好扩张器的形状和放置位置，以便提供适量的扩张头皮组织用于所需缺损位置的修复。扩张器植入手术切口不宜过大，以刚好能将其放置于帽状腱膜和骨膜之间为宜。切口位置可以在缺损与正常组织的交界处。如果缺损处有植皮，切口应尽可能远离该位置，以防止皮肤裂开。注水壶的位置距扩张球囊至少 6cm，切口处皮肤及皮下组织采用不可吸收缝线缝合。

　　扩张器置入后，通过注水壶向球囊中注射 25~50mL 的生理盐水，以消除无效腔并防止血肿形成。术后 2 周可开始向扩张器内注水，每周注水 1~2 次。每次注水都应持续进行，当注水后出现明显的局部不适或扩张组织变白，则停止注水，并回抽部分生理盐水，直到局部不适感减弱或扩张组织不再变白。最终的扩张球囊大小，其周长应为缺损大小的 2~3 倍。

　　取出扩张器时，可在病变缺损与正常皮肤交界处做切口。如病变处有皮肤移植物，在去除移植物之前，可事先将扩张皮瓣推进到合适位置，以确保缺损部位的修复。扩张组织下方的包囊可以根据情况予以保留或去除。最后将伤口分层缝合。

推荐阅读

Baker SR, Swanson NA. Tissue expansion of the head and neck: indications, technique, and complications. Arch Otolaryngol Head Neck Surg 1990;116(10):1147–1153

Bardach J. Scalp reconstruction using local flaps and free skin grafts. In: Local Flaps and Free Skin Grafts. St. Louis: Mosby Year Book; 1992:193–211

Jurkiewicz MJ, Hill HL. Open wounds of the scalp: an account of methods of repair. J Trauma 1981;21(9):769–778

Lesavoy MA, Dubrow TJ, Schwartz RJ, Wackym PA, Eisenhauer DM, McGuire M. Management of large scalp defects with local pedicle flaps. Plast Reconstr Surg 1993;91(5):783–790

Maves MD, Lusk RP. Tissue expansion in the treatment of giant congenital melanocytic nevi. Arch Otolaryngol Head Neck Surg 1987;113(9):987–991

Minor LB, Panje WR. Malignant neoplasms of the scalp: etiology, resection, and reconstruction. Otolaryngol Clin North Am 1993;26(2):279–293

Murakami C. Complications of local facial flaps. In: Eisele D, ed. Complications in Head and Neck Surgery. St. Louis: CV Mosby; 1993:743–755

Orticochea M. New three-flap reconstruction technique. Br J Plast Surg 1971;24(2):184–188

Tolhurst DE, Carstens MH, Greco RJ, Hurwitz DJ. The surgical anatomy of the scalp. Plast Reconstr Surg 1991;87(4):603–612, discussion 613–614

van Rappard JHA, Molenaar J, van Doorn K, Sonneveld GJ, Borghouts JMHM. Surface-area increase in tissue expansion. Plast Reconstr Surg 1988;82(5):833–839

第四章　前额

概要

　　这一章回顾了额部缺损相关的基本技术和解剖。额部根据位置不同可分为不同的亚单位。我们根据这些亚单位是否累及发际线或眉毛提供了一个"树状决策图"。

关键词：前额颞部，前额中央部，A-T 皮瓣，菱形皮瓣，鬓角，额肌，一期修复

　　额部的解剖学边界为自然发际线（无脱发患者）、颧弓、眉下缘和鼻根（**图 4.1**）。脱发患者的额部的上界即是额肌的最上部。通常，额部上方有一条明显的皱纹标出了这一位置。发际线和眉毛为切口的隐匿提供了良好的解剖边界，同时这两个有毛发生长的区域也对皮瓣设计提出了要求：不能改变自然的发际线和眉毛形状。

　　额部可分为 5 个亚单位。从解剖学上看，额正中区是头皮的延伸，并保留了许多类似的特征。额正中区皮肤较厚，缺乏弹性，与额肌贴合紧密，其两侧是额侧区或鬓角区，这一区域更具有弹性，经常作为皮肤组织重建的储备。额肌未延伸至这一区域，其皮肤松弛地附着在颞浅筋膜上。此外，额正中区是凸的，而鬓角区是凹的。眉毛本身亦是长有毛发的亚单位。

　　松弛皮肤张力线（relaxed skin tension lines，RSTL）在额正中区水平分布，表现为典型的额部皱纹，在到达颞部头皮后，向下弯曲。

　　额正中区的感觉神经来自眶上神经和滑车上神经的分支（**图 4.2**）。在内侧，这些感觉神经即发出分支，穿过上面的肌纤维，并在皮下浅层延伸走行。从侧面看，神经在额肌下延伸了一段距离，而非皮下。如果小心地提起皮瓣，可以识别并保存这些大的感觉分支。眶上神经的起点通常可以在眶上缘的孔处触诊到。滑车上神经血管束通常非常接近眉间折痕或在眉间折痕内，这一标志在额旁皮瓣进行鼻重建时发挥重要作用。

　　额部小的缺如可以以梭形方式闭合，但通常需要较长的切口以避免两端形成"猫耳"，这比 M 成形术更有优势，M 成形术常延伸到 RSTL 外，因此更加明显。同时，梭形修复的部位和大小应以不抬高眉毛为前提。额正中区在眉毛内侧之间的垂直切口常愈合良好，这要归功于鬓角区松弛的组织结构。M 成形术也可用于垂直切口下半部分的闭合，以利用眉间皱纹的隐蔽效果，并避免穿过鼻部美学亚单位。

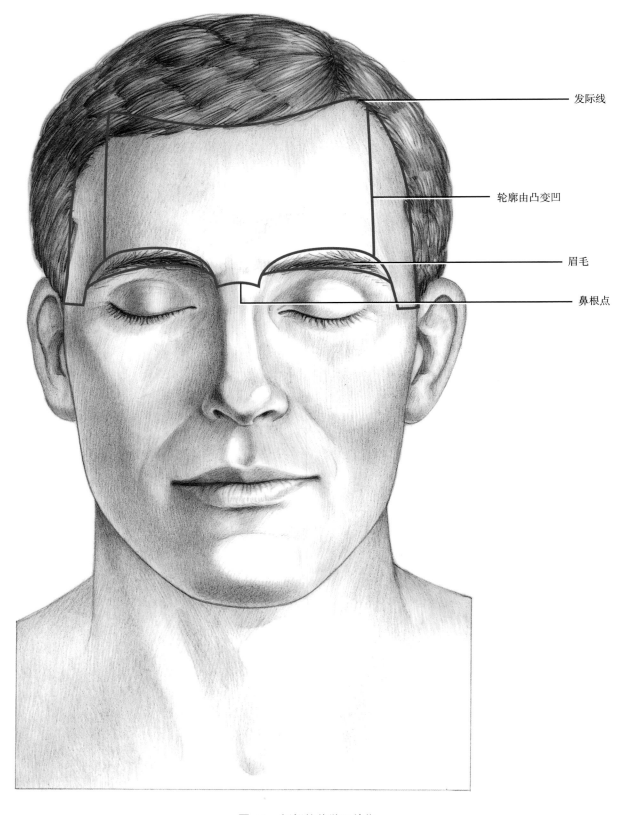

发际线

轮廓由凸变凹

眉毛

鼻根点

图 4.1　额部的美学亚单位

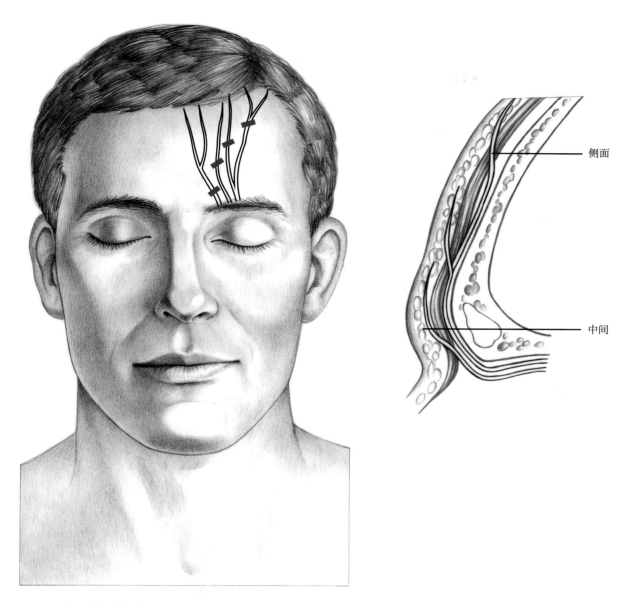

图 4.2　额部的感觉神经支配。Adapted with permission from Fatah MF. Innervation and functional reconstruction of the forehead. Br J Plast Surg 1991；44：351–358.

　　较大的额部缺损最好使用皮瓣修复（图 4.3）。皮肤移植（植皮）在皮肤的厚度和颜色上均得不到满意的效果，常被认为是一种临时性的措施。额正中区缺损主要是在 RSTL 或发际线处采用推进或旋转皮瓣修复。这些位于额正中区的皮瓣可充分利用鬓角区较为松弛的组织。

　　额正中区缺损应评估水平和垂直方向的组织张力，并选择张力最小的切口。矩形推进皮瓣是大多数中等大小的额正中区缺损的首选修复方法（图 4.4）。皮瓣的长轴通常顺着已有的皱纹线。如果单个推进皮瓣不够，可使用双侧推进皮瓣。通过改变每个推进皮瓣的长轴的长度将垂直轴放置在中线上。对于有完整皮下组织的浅表缺损，皮瓣可在额肌浅表的皮下层面进行重建。如果缺损深达帽状腱膜或骨膜，则应将皮瓣切至骨膜的深度，需要自帽状腱膜深层关创。通过帽状腱膜的减张切口以减少伤口闭合张力。切开和提起皮瓣时需尽量小心以保存感觉神经分支。

面部整形重建原则

额部亚单位

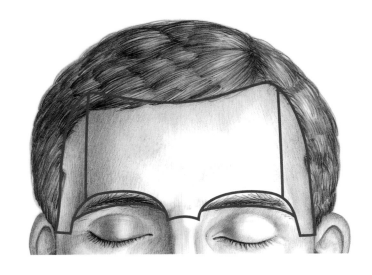

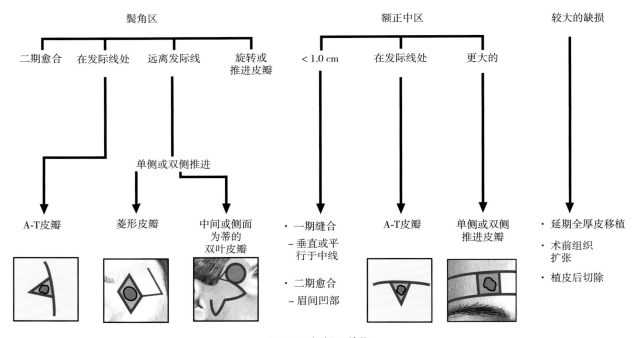

图 4.3　额部亚单位

30

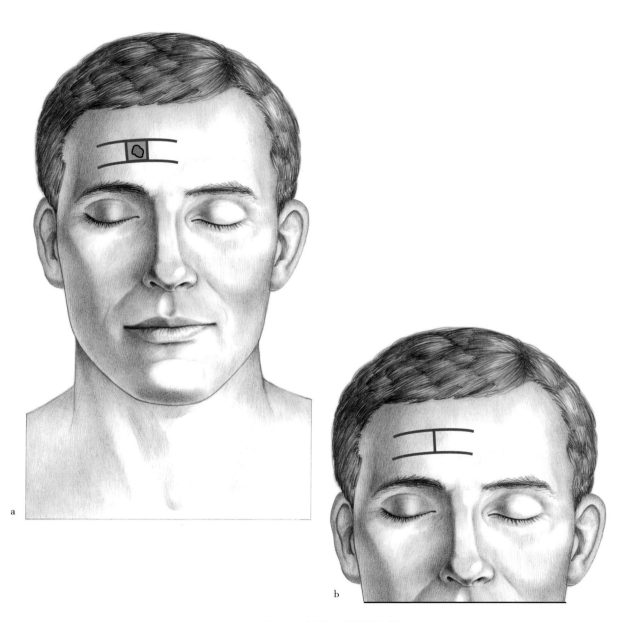

图 4.4 （a, b）额部双侧推进皮瓣

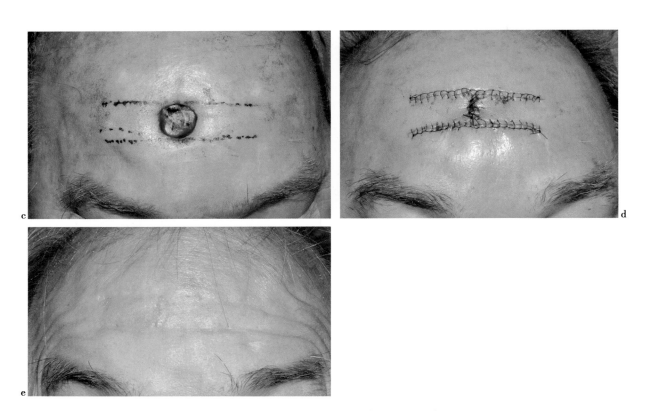

图 4.4（续）（c）额部缺损;（d）额部切口闭合后;（e）愈合后的额部皮瓣

　　在发际线处或其附近的缺损可以用双侧旋转皮瓣以 A-T 的方式修复,这样可以将手术切口放在发际线处(图 4.5)。这种皮瓣设计也可沿眉部使用(图 4.6)。切面深层位于额部额肌浅表处和发际线及后方的帽状腱膜浅表处。如果缺损延伸到帽状腱膜深处,那么整个皮瓣可以被深入到这一层。发际线以外的部位必须注意保护毛囊。在毛前区将皮瓣深度剥离几毫米,并将皮瓣切口倾斜,通常会使头发通过切口生长,以更好地隐蔽瘢痕。

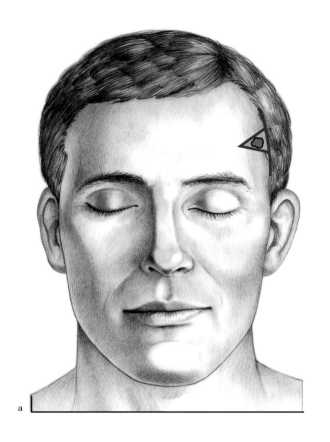

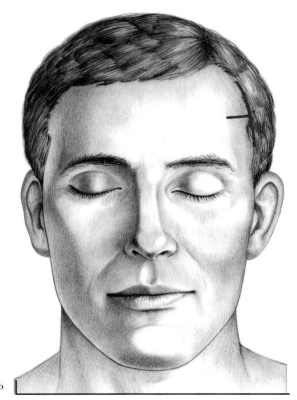

图 4.5 （a, b）发际线处的 A-T 修复

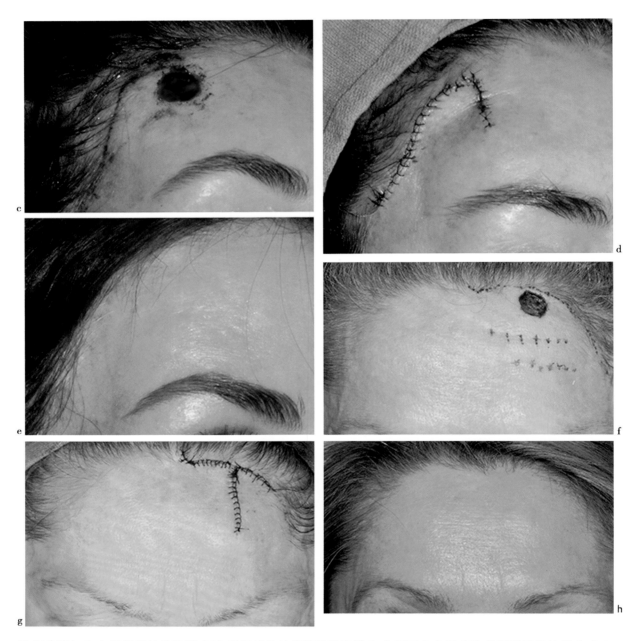

图 4.5（续）（c）发际线处的缺损；（d）发际线处的旋转推进皮瓣；（e）创口愈合后；（f）发际线处的缺损；（g）O-T 推进皮瓣；(h）创口愈合后

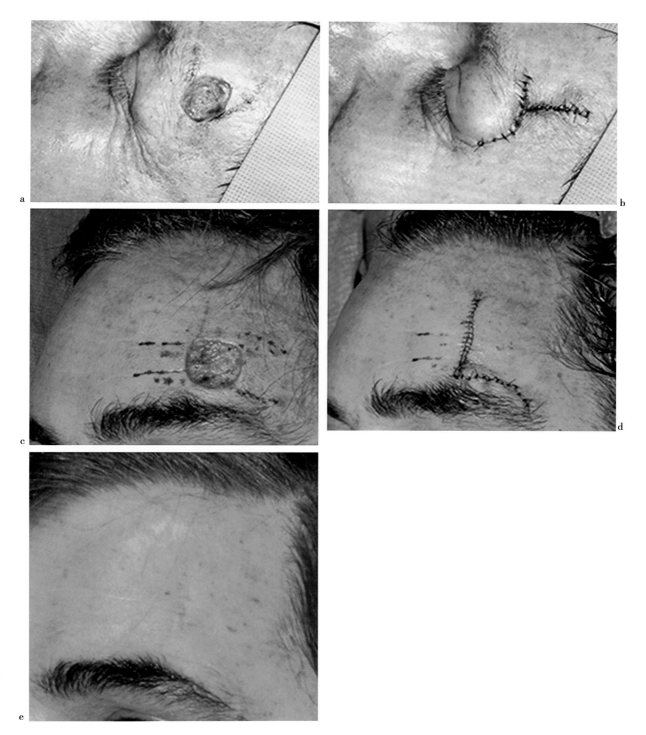

图 4.6 （a）眉弓处的 A-T 皮瓣；（b）眉弓处的 A-T 皮瓣缝合后；（c）眉弓处缺损；（d）眉弓颞部推进皮瓣；（e）愈合后的创口

单一旋转皮瓣也可以在中心部位使用（**图 4.7**）。由于额部皮肤缺乏组织弹性，可能需要较大的切口来修复中小型缺损。

单瓣或双瓣转位皮瓣在鬓角区是有效的，既可以美观的修复较小的缺损，也可以从较为松弛的颊区获取组织以修复较大的缺损（**图 4.8**）。当单瓣转位皮瓣的供区无法一期愈合时，双叶皮瓣的设计就体现出了价值。双叶皮瓣可采用前向或后向设计（**图 4.9**）。皮瓣在皮下水平制取，应注意面神经颞支的走行，避免引起损伤。

最后要考虑的是前额颞部和靠近发际线的额正中区或眉间凹处是否有条件让伤口二次愈合。伤口在愈合阶段用湿润的封闭敷料覆盖。在许多情况下，额部外侧凹部和靠近发际线的切口会在几周内愈合，形成可接受的瘢痕。

额部的大面积缺损可以通过多种技术来解决，包括组织扩张或皮肤移植等，然后进行连续切除。如患者愿意配合让创面经过 3~4 周的生长形成肉芽组织，也可以进行全厚皮移植，以获得更加满意的效果。

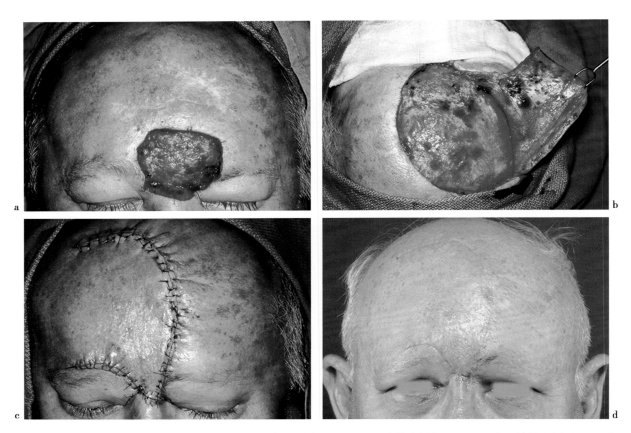

图 4.7（**a**）额正中区缺损;（**b**）帽状腱膜下层大旋转皮瓣;（**c**）以眉毛隐蔽皮瓣切口下界的大型旋转皮瓣;（**d**）早期皮瓣修复效果

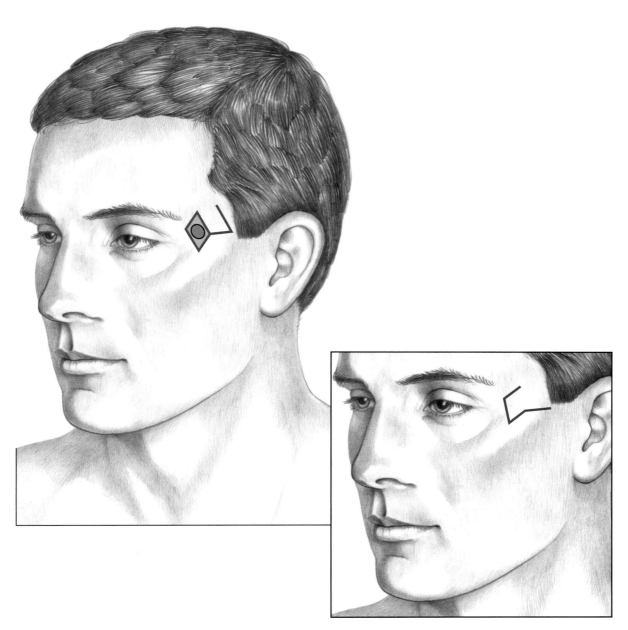

图 **4.8**　鬓角区的菱形皮瓣

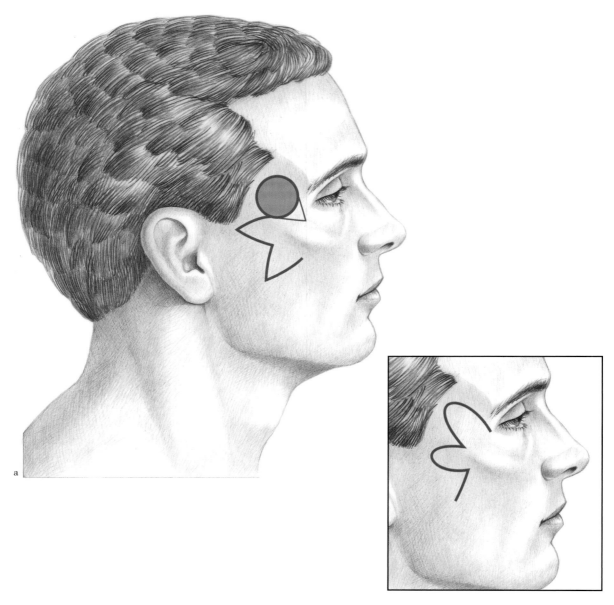

图 4.9 鬓角区的双叶皮瓣。(a)鬓角区前面为蒂的双叶皮瓣

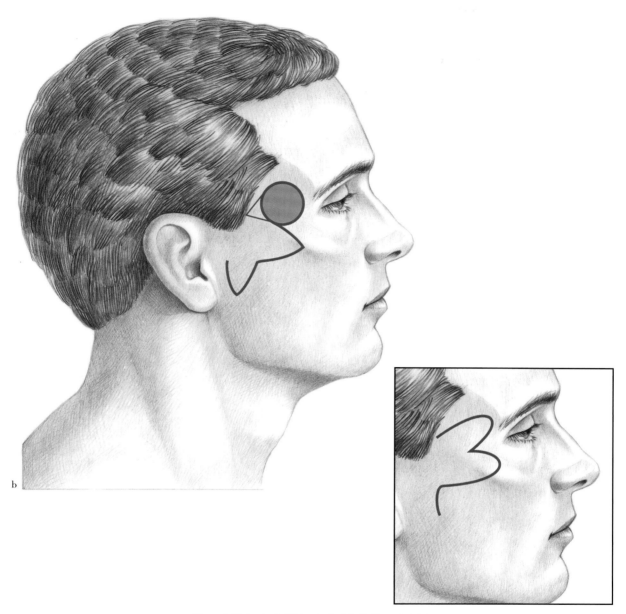

图 4.9（续）（b）鬓角区后面为蒂的双叶皮瓣

推荐阅读

Becker FF. Local flaps in facial plastic surgery. J Dermatol Surg Oncol 1988;14(6):635–647
Coleman DJ. Use of expanded temporal flaps to resurface the skin grafted forehead. Br J Plast Surg 1987;40(2):171–172
Fatah MF. Innervation and functional reconstruction of the forehead. Br J Plast Surg 1991;44(5):351–358
Field LM. The forehead V-to-T plasty (Dieffenbach's winged V-plasty). J Dermatol Surg Oncol 1986;12(6):560–562
Grekin RC, Schaler RE, Crumley RL. Cancer of the forehead and temple regions. Dermatol Clin 1989;7(4):699–710
Larrabee WF Jr. Design of local skin flaps. In: Thomas JR, ed. AAO-HNS Instructional Courses. Vol. 3. St. Louis: Mosby Year Book; 1990:252–273
Siegle RJ. Forehead reconstruction. J Dermatol Surg Oncol 1991;17(2):200–204
Sutton AE, Quatela VC. Bilobed flap reconstruction of the temporal forehead. Arch Otolaryngol Head Neck Surg 1992;118(9):978–982, discussion 983–984
Zitelli JA. Wound healing by secondary intention: a cosmetic appraisal. J Am Acad Dermatol 1983;9(3):407–415

第五章　眼

概要

　　本章重点介绍与眼部缺损重建有关的整形原则和手术技术。眼睑重建旨在提供足够的眼睑功能和眼球保护，同时达到最可观的美容效果。眼部重建被分为数个亚单位介绍，与下睑缺损相比，上睑缺损的治疗方法不同，通常是基于缺损面积的大小。此外，我们阐述了在眼睑内外侧韧带损伤时，如何评估眼睑韧带的完整性及重建问题。

关键词：睑板，韧带，眼睑前层，眼睑后层，皮肤移植，Cutler-Beard 皮瓣，睑板结膜瓣，睑缘灰线，眦角成形术

◆ 引言

　　在眼周重建中，外科医师必须充分考虑眼睑功能、其对眼球的保护作用及在美学上的重要意义。眼周美学解剖边界为：眉下缘、眶外侧壁、眶下缘以及内眦 - 鼻侧沟（图 5.1）。眼周区域可分为四个亚单位：下睑、上睑、内眦区域和外眦区域。上、下睑由浅至深分为眼睑前层及后层。前层包含皮肤和眼轮匝肌；后层包含睑板、结膜、眼睑支撑系统。相比眼周，内眦区域稍有凹陷，包含泪道引流系统和内

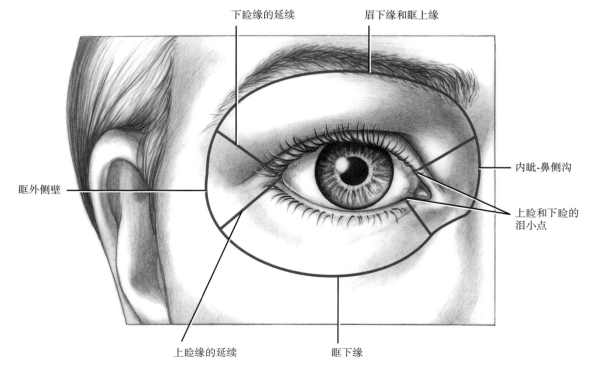

图 5.1　眼周的美学亚单位

眦韧带。外眦区域也较凹陷,包含外眦韧带。而眉毛因其皮肤厚度、弹性和轮廓与前额更为相近,其被视为前额的一个亚单位。

◆ 上睑及下睑

上、下睑的修复分为四类:前层缺损,<25% 的全层缺损、25%~50% 的全层缺损和 >50% 全层缺损。上、下睑的全层缺损必须逐层进行重建,以达到最佳的功能和外观。以下将详细讨论各类上、下睑及内、外眦区域的各种缺损及修复重建。

◆ 上睑

上睑前层缺损

直径小于 0.5cm 的上睑或下睑部分缺损可以通过二期愈合获得良好的外观(图 5.2)。<50% 的

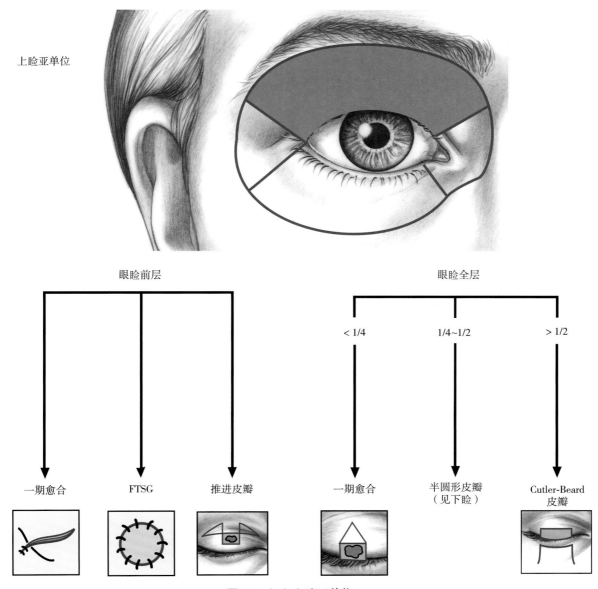

图 5.2 （a）上睑亚单位

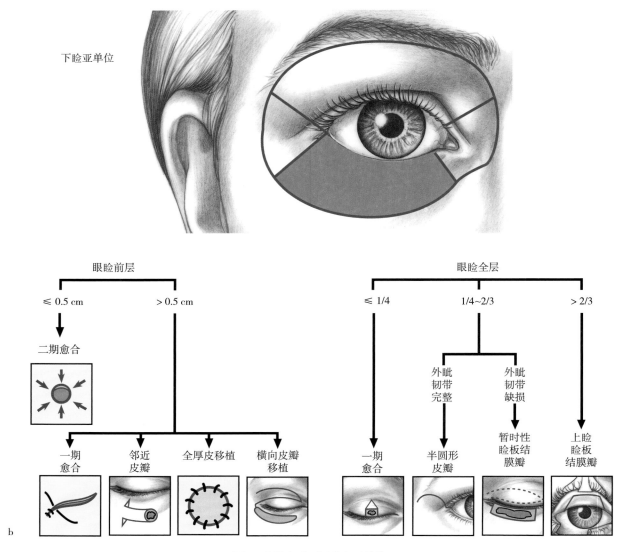

图 5.2（续）（b）下睑亚单位

上睑前层缺损可采用多种局部皮瓣修复。上睑缺损宜采用平行于眼睑自然皱褶的皮瓣修复（**图 5.3**）。从眼睑缺损处深部祛除眼轮匝肌,并设计肌皮瓣,需注意关创过程中避免张力过度。采用 6-0 或 7-0 可吸收缝线缝合肌肉,6-0 或 7-0 单丝线缝合皮肤切口。如张力过大导致眼睑内翻或外翻,修复重建时需用其他组织填补眼睑缺损。

上睑的冗余皮肤有助于上睑和下睑亚单位的重建。如张力过大导致睑裂闭合不全（如上睑缺损 >50%）,可从对侧眼上睑或耳后取材进行全厚皮移植,实现一期愈合。

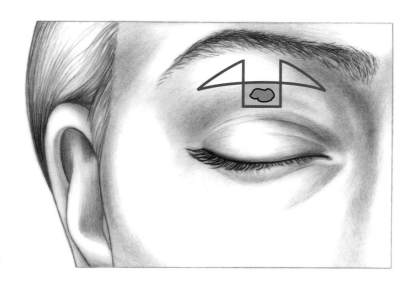

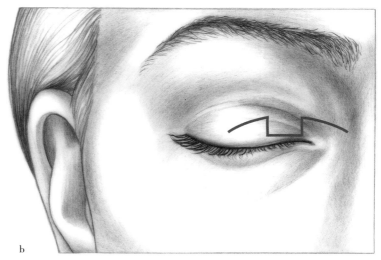

图 5.3　（ a，b ）上睑推进皮瓣

<25% 上睑全层缺损

小于 25% 的上睑或下睑全层缺损可以直接缝合（图 5.4 ~ 图 5.6）。设计垂直于睑缘并包含睑板的全层切口，从睑缘边切除 Burow 三角全层组织，用 6-0 丝线缝合睑缘灰线处的第一针，从切缘 3mm 处进针，深度约 3mm，对侧切缘 3mm 处出针，然后使用 2~3 个 6-0 可吸收缝线缝合睑板，最前端的睑缘处用 6-0 丝线缝合，睑缘缝线留长且依次叠压，远端缝合后拆除线结。另一种方法是在睑缘用可吸收缝线褥式缝合，4~5 天拆除皮肤缝线，7~10 天拆除睑缘缝线。

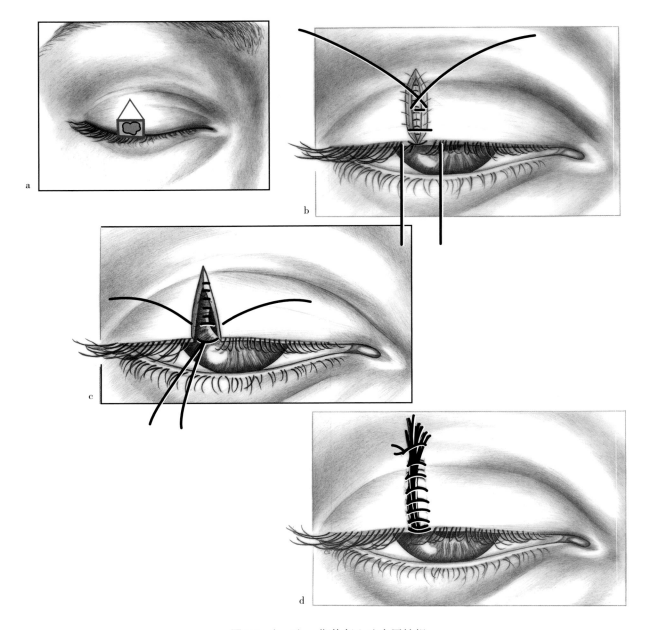

图 5.4 （a-d）一期修复上睑全层缺损

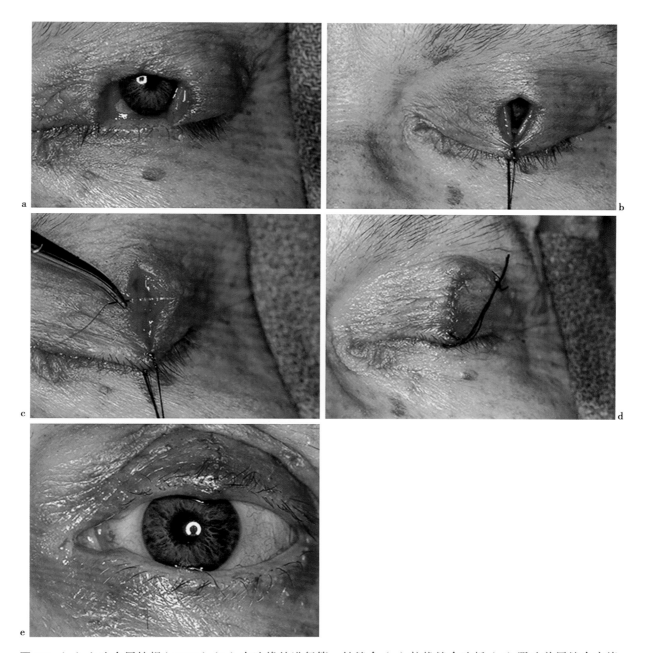

图 5.5 （a）上睑全层缺损（<25%）;（b）在睑缘处进行第一针缝合;（c）拉拢缝合睑板;（d）眼睑前层缝合完毕;
（e）术后早期外观

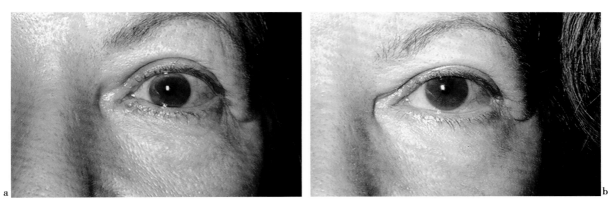

图 5.6 （a）左眼下睑内眦处基底细胞癌;（b）下睑全层切除术后 1 年外观

25%~50% 上睑全层缺损

用半圆形皮瓣可以修复多达 1/2 的上睑缺损（图 5.7 和图 5.8），但此方法修复的前提是外眦角必须完好无损。如同一期愈合中的案例一样，缺损的基底处先设计远离睑板的 Burow 楔形皮瓣。在外眦角设计半圆形皮瓣，皮瓣方向与眼睑方向相反。对于下睑，可在眉下缘的延续线上设计半圆皮瓣，切开皮肤直至眶外侧骨膜，暴露外眦韧带，并在眶缘切开受累眼睑的延伸部分，用皮肤牵引器牵引缺损切缘使眼睑缺损处靠近。上睑缺损应在张力较小的情况下进行修复，否则会导致上睑下垂。

如创面张力过大，可以依次切开眶隔、松解开睑器、结膜以减张。当张力松解得当时，可依照前述方法，对缺损部位进行修复，实现眼睑全层缺损的一期修复缝合。外眦角重建可用 5-0 或 6-0 单缝线垂直褥式缝合的方法，缝线从健侧眼睑起针，依次穿过健侧眼睑 - 睑板 - 患侧眼睑全层。垂直褥式缝合的短肢从患侧眼睑入针，穿过眼睑全层后，从正常眼睑出针。缝合后 7~10 天拆线，半圆形皮瓣的其余部分采用垂直褥式缝合关闭创口。

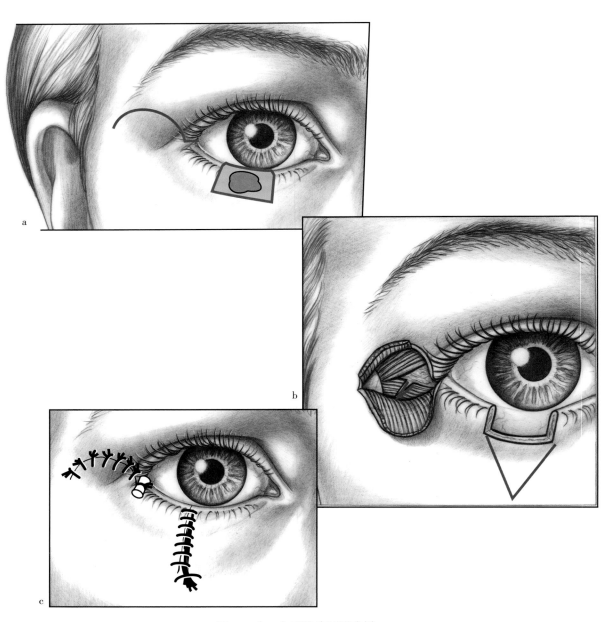

图 5.7 （a-c）下睑半圆形皮瓣

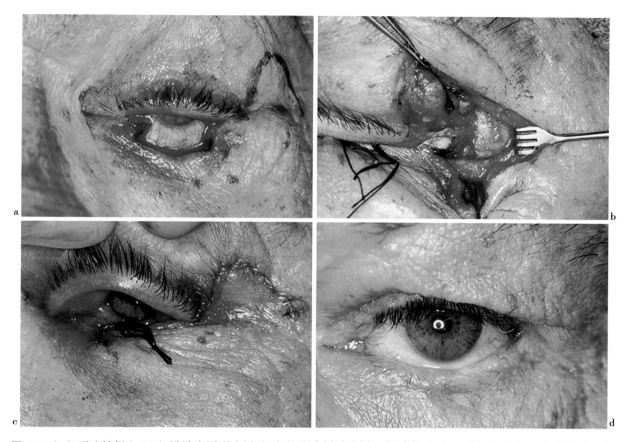

图 5.8　（a）下睑缺损（<2/3），设计半圆形皮瓣；（b）按预先设计皮瓣进行手术，解剖外眦韧带并离断；（c）缝合皮瓣及眼睑缺损；（d）术后外观

>50% 上睑全层缺损

上睑超过 50% 的全层缺损，采用 Cutler-Beard 皮瓣进行眼睑重建（图 5.9 和图 5.10）。在下睑睑板下方做一个与缺损长度相当的全层水平切口，从水平切口的两端向下方做眼睑全层垂直切口，皮瓣通过下睑缘的下方，向上牵引。将上睑残余睑板与下睑结膜 - 睑板用非穿透的缝合方法，6-0 或 7-0 可吸收缝线缝合，注意线结需远离睑结膜，继而分层缝合肌层、皮肤层。皮瓣断蒂前眼部用眼罩予以保护。

皮瓣在 6~8 周后断蒂使眼睑重新睁开。上睑的轮廓应与对侧上睑相似。断蒂时，在上睑侧保留 1~2mm 长的结膜组织，该组织包裹于新形成的上睑边缘。修整下睑缘及皮瓣残端，以便在新睑缘处进行无张力缝合，分层关闭创口。

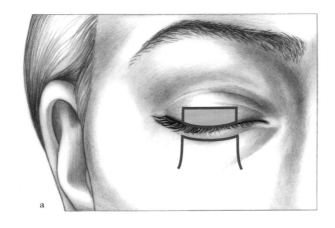

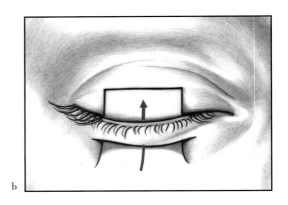

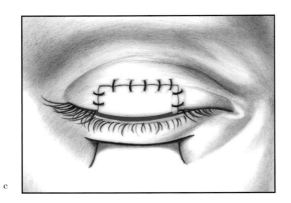

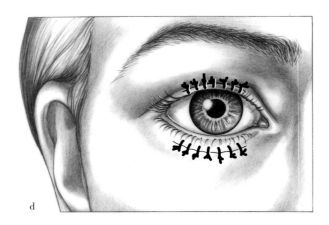

图 5.9 （a-d）Cutler-Beard 皮瓣

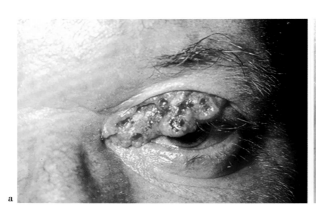

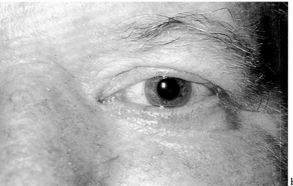

图 5.10 （a）上睑大面积鳞状细胞癌;（b）上睑 Cutler-Beard 皮瓣重建术后 1 年外观

◆ 下睑

下睑前层缺损

　　直径小于 0.5cm 的下睑部分缺损可通过二期愈合修复（见图 5.2）。对于小于 50% 眼睑全长的下睑前层缺损，可采用多种局部皮瓣修复，如矩形推进皮瓣（图 5.11）。下睑重建时，张力最大处应与下睑平行，防止外翻。下睑皮肤旋转皮瓣是治疗多种前层缺损的理想选择（图 5.12）。无论是哪种情况，缺损深面的眼轮匝肌均应被切除，以获取肌皮瓣。注意避免缝合时张力过大。肌肉采用 6-0 或 7-0 可吸收缝线缝合，皮肤采用 6-0 或 7-0 单丝线缝合。如果张力过大引起睑裂闭合不全或睑外翻，眼睑需移植其他组织进行重建。

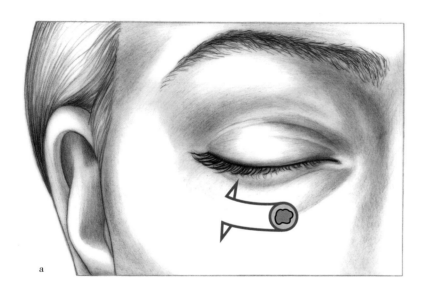

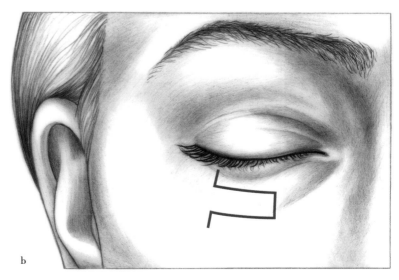

图 5.11　（a，b）下睑推进皮瓣

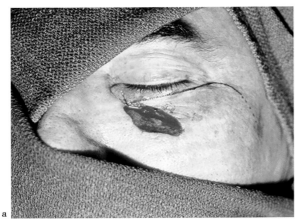
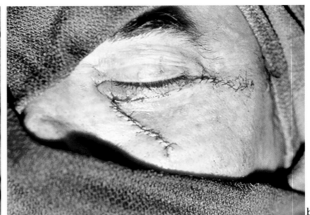
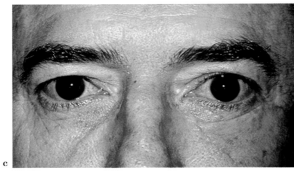

图 5.12　（a）设计旋转皮瓣行下睑闭合术；（b）下睑皮瓣缝合；（c）下睑再造术早期外观

　　上睑的多余皮肤可用于上睑和下睑亚单位的重建。采用上睑或耳后全厚皮片可修复多达 1/2 的下睑部分缺损。此外，上睑肌皮瓣可作为侧向转位皮瓣，转移至下睑，修复下睑前层缺损（图 5.13）。皮瓣下方切口设计在睑板上褶皱处，首先缝合供区，在下方皮瓣植入后，用 6-0 或 7-0 可吸收缝线缝合肌层，6-0 或 7-0 单丝线缝合皮肤层。为了保持双眼对称性，眼睑成形术通常应用于对侧上睑。若考虑将来还需植皮，则可推迟对侧眼睑成形术。

<25% 下睑全层缺损

　　请参阅本章前述"<25% 上睑全层缺损"

25%~50% 下睑全层缺损

　　半圆形皮瓣可修复长达 2/3 下睑缺损（见图 5.7 和图 5.8）。这个皮瓣的使用前提是外眦结构必须完整。其修复方法参考本章前述"25%～50% 上睑全层缺损"。下睑缺损也应进行重建，确保下睑缘紧贴眼球，防止外翻。

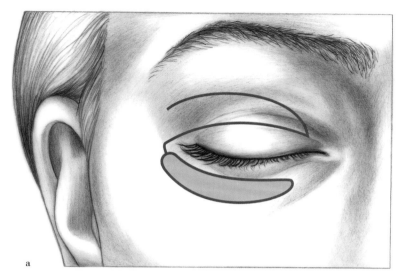

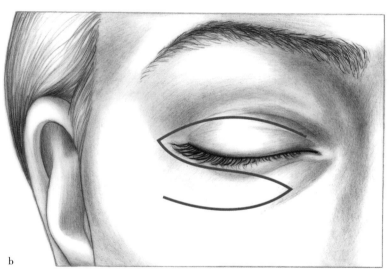

图 5.13 （a，b）上睑肌外侧肌皮瓣

>50% 下睑全层缺损

采用暂时的睑板结膜瓣重建 2/3 下睑及外眦缺损（图 5.14 和图 5.15），采用上睑结膜面的全层皮瓣，注意皮瓣设计与睑缘保持 3~4mm 的距离。术中保留 Müller 肌，皮瓣暂时放置于 4mm 的睑板垫上直至旋转到位。用 8-0 缝线将皮瓣固定在残余的下睑结膜和睑板上。在下睑缘灰线处剖开下睑残余部分 2~3mm，将皮瓣远端嵌入该区域，并用 6-0 丝线行全层褥式缝合固定。此外，睑板前层全层缺损可用推进皮瓣、下睑皮片，或上睑外侧肌皮瓣重建。

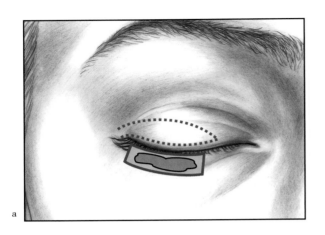

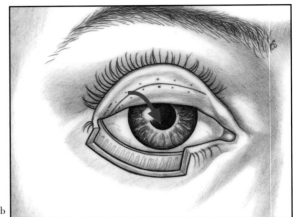

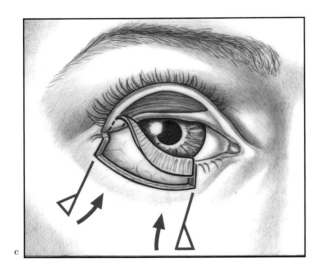

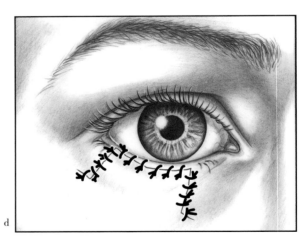

图 5.14 （a-d）暂时性睑板结膜瓣

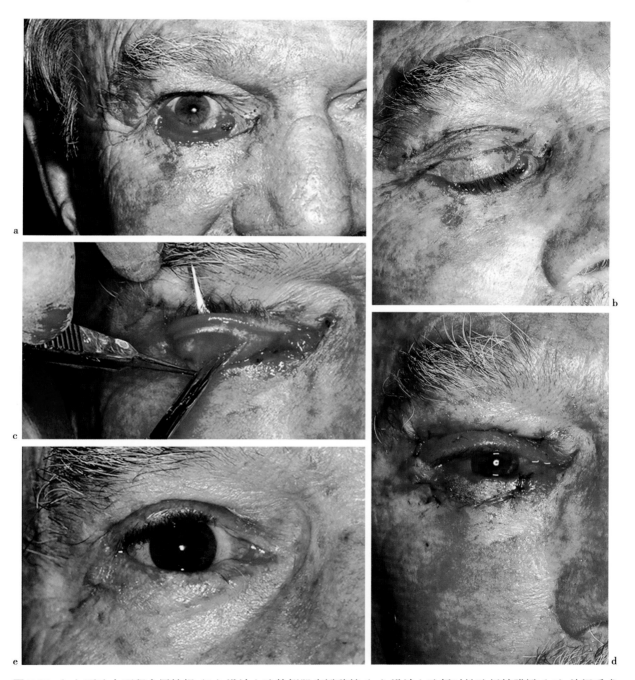

图 5.15 （a）下睑大面积全层缺损;（b）设计上睑外侧肌皮瓣移植;（c）设计上睑暂时性睑板结膜瓣;（d）关闭手术创口;（e）术后外观

　　上睑睑板结膜瓣联合局部推进皮瓣、全层皮肤移植或上睑外侧肌皮瓣可重建较大的下睑缺损（图 5.16~ 图 5.19）。翻转眼睑后可设计矩形睑板结膜瓣，做皮瓣切口，皮瓣前缘距离睑缘至少 3mm。此皮瓣中不包含 Müller 肌。将皮瓣覆盖瞳孔的部分切开，两侧用 7-0 薇乔缝线固定。将皮瓣前缘插入眼睑缺损处，并用 8-0 铬线固定。下睑缺损处沿灰线剖开，并将皮瓣嵌入眼睑内，6-0 褥式缝合固定皮瓣，缺损最下侧的区域用 7-0 丝线褥式缝合加固。如前所述，可用邻近组织或皮肤移植行眼睑前层再造。

　　6 周左右行皮瓣断蒂，多余的 1~2mm 结膜留在下侧蒂部。将多余的结膜包裹在新鲜的皮肤边缘，并用 8-0 铬线缝合。比较供体上睑与对侧上睑的轮廓外形，如果有局部凸起或凹陷，则将眼睑外翻，切开瘢痕，调整双侧上睑外形对称。虽然重建的下睑没有睫毛，但眼睑保持了正常的长度。此种皮瓣相对于 Mustarde 皮瓣的一个主要优势，在于其借用了上睑组织来重建下睑。

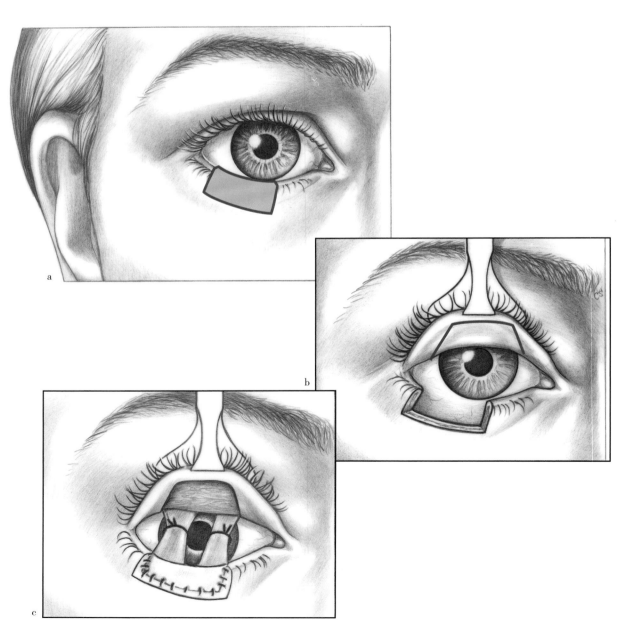

图 5.16 （a-c）上睑双蒂睑板结膜瓣联合皮肤全层移植修复睑板前层缺损

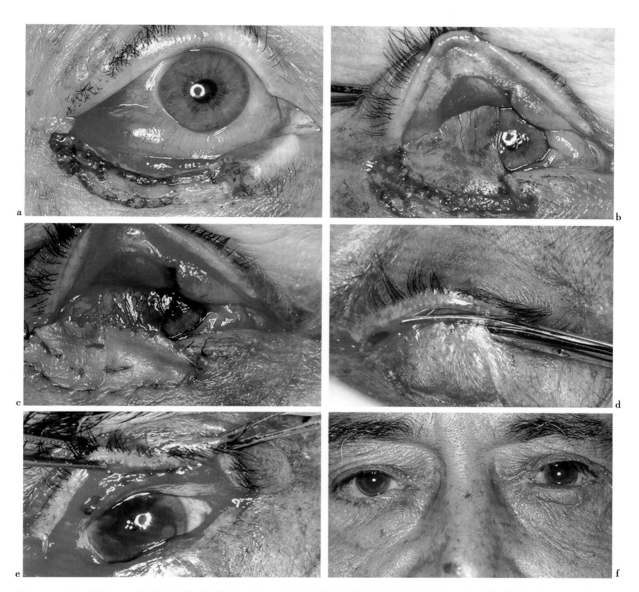

图 5.17 （a）累及 2/3 的下睑及外眦缺损；（b）切开上睑结膜，制作临时睑板结膜瓣；（c）将结膜瓣固定于下睑结膜及眼睑残存组织；（d）推进下睑组织，回纳睑板结膜瓣；（e）上睑结膜缝合，关闭术区；（f）术后外观

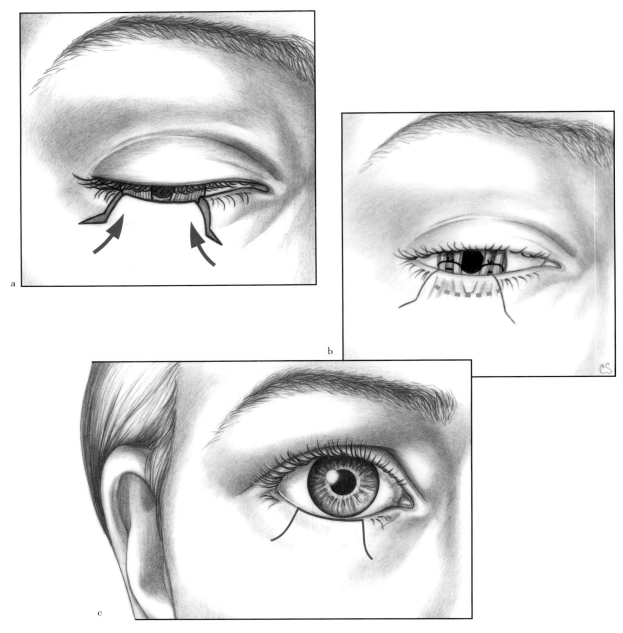

图 5.18 （a-c）双蒂睑板结膜瓣联合下睑推进皮瓣

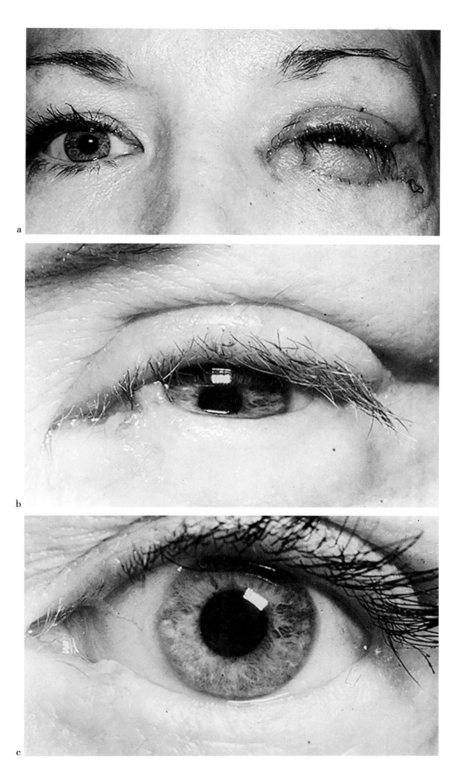

图 5.19　（a）左下睑缺损用上睑外侧肌皮瓣和双蒂睑板结膜瓣修复；（b）双蒂睑缘结膜瓣断蒂之前；（c）术后远期外观

◆ 内眦

内眦手术时须常规进行泪道探查及置管,以确认泪道的完整性。如泪道系统有损伤或连续性中断,术后 1~3 个月可行硅胶泪道置管。

下一步需进行内眦韧带的检查,内眦韧带后支功能良好对术后眼睑紧贴眼球至关重要。如内眦韧带受损,可用 5-0 单丝线将内眦韧带前后支残端分别水平褥式缝合固定于泪嵴骨膜的前、后部。

直径不超过 1cm 且位于内眦角中心凹陷区域的单纯皮肤缺损,经二期愈合可达到理想的修复效果(图 5.20)。较大的缺损可采用对侧上睑或耳后区域、眉间或额旁较小的 FTSG(图 5.21 和图 5.22)。如使用额部皮瓣,须在转位移植前将其尽可能地削薄(图 5.23),有关额部皮瓣手术的更多细节,可参阅本书第 6 章。对于内眦、眼眶、上颌骨、鼻部和面颊部的复合性缺损,可用额旁皮瓣和面颊部皮瓣联合或不联合颅骨骨移植进行修复,具体可参考本书第 7 章中有关复合性缺损的部分。

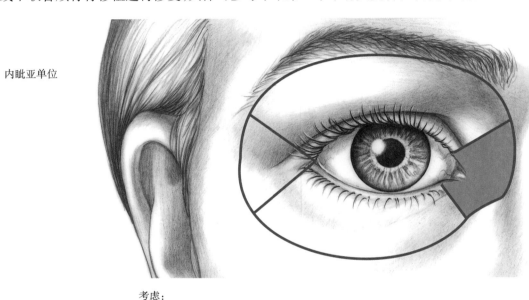

内眦亚单位

考虑:
1. 泪道引流系统
2. 内眦韧带的修复

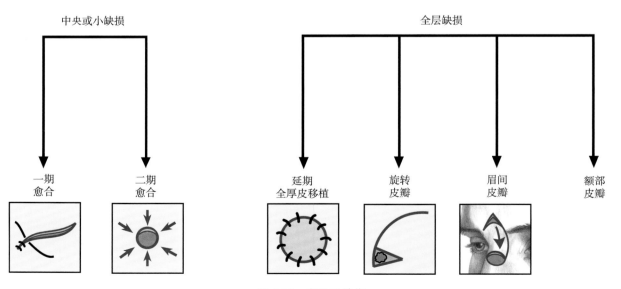

图 5.20 内眦亚单位

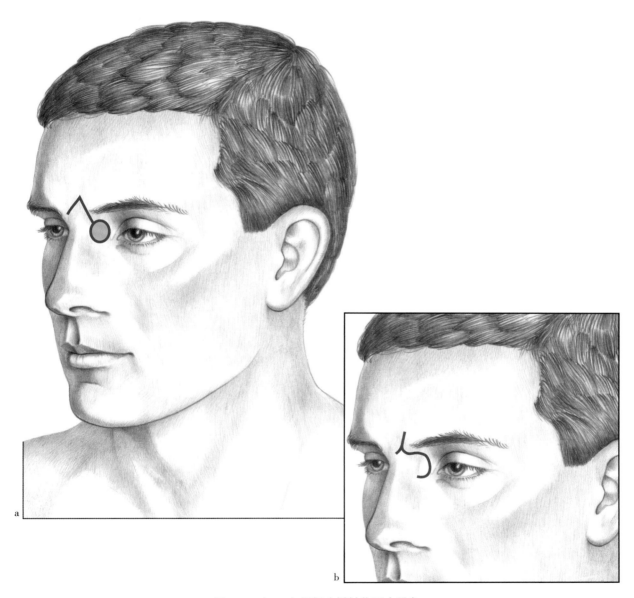

图 5.21 （a，b）眉间皮瓣转位至内眦角

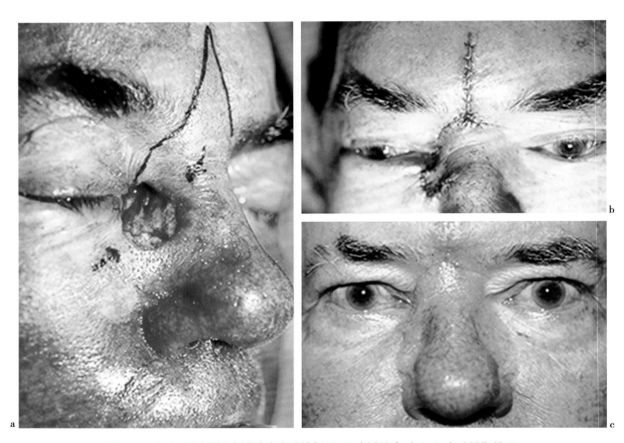

图 5.22 （a）应用眉间皮瓣治疗内眦缺损；（b）皮瓣缝合后；（c）术后早期外观

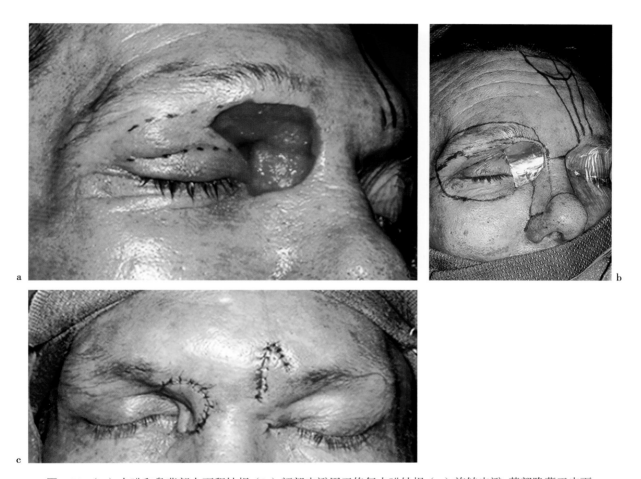

图 5.23　（a）内眦和鼻背部大面积缺损；（b）额部皮瓣用于修复内眦缺损；（c）旋转皮瓣，蒂部隐藏于皮下

◆ 外眦

修复外眦前需检查外眦韧带的完整性（**图 5.24**）。若外眦韧带受损,重建时应采用 5-0 单丝线水平褥式缝合将其固定于眶外侧缘骨膜上。如果在重建时存在下睑松弛,轻者可将外眦韧带下支折叠,中重度下睑松弛应缩短外眦韧带下支至眶缘的距离,并采用 5-0 单丝线缝合予以重建。外眦部皮肤的重建可采用面颊部或颞部旋转推进皮瓣,皮瓣深达真皮下神经丛（**图 5.25** 和**图 5.26**）。用 5-0 长效可吸收缝线固定皮瓣下缘至眶骨膜,此举有助于维持皮瓣的位置,防止睑外翻。

外眦亚单位

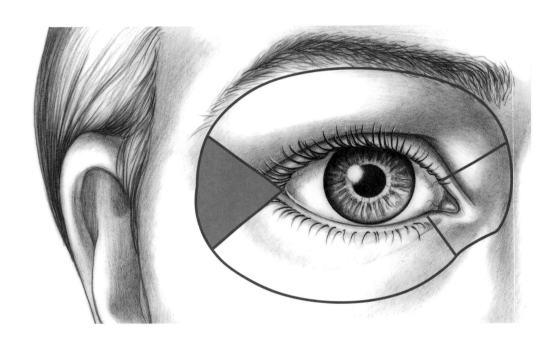

考虑:
外眦韧带修复

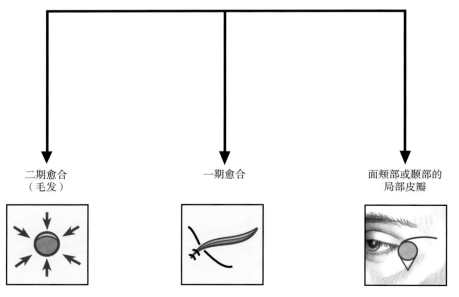

二期愈合（毛发）   一期愈合   面颊部或颞部的局部皮瓣

图 5.24　外眦亚单位

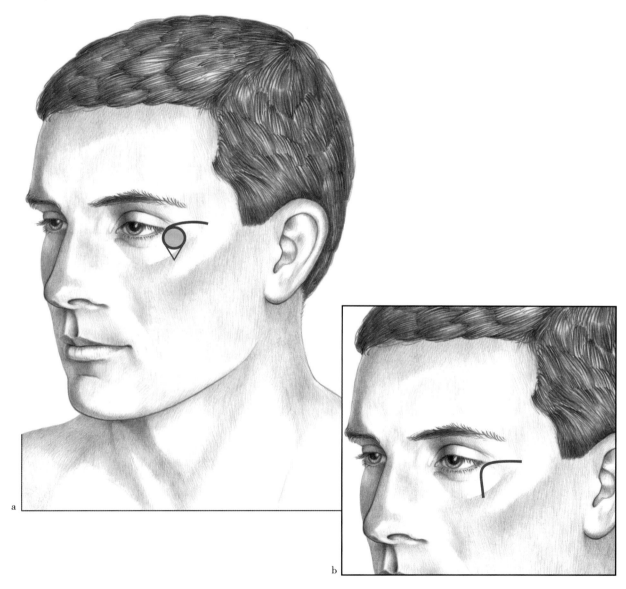

图 5.25 （a，b）面颊部旋转皮瓣修复外眦角

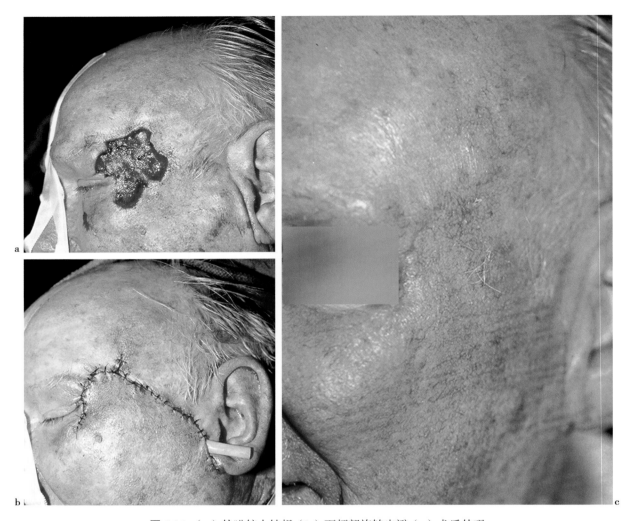

图 5.26 （a）外眦较大缺损；（b）面颊部旋转皮瓣；（c）术后外观

累及上、下睑和内外眦角的复合性缺损需更复杂的重建，典型的包括双蒂上睑板结膜瓣、面颊部旋转推进和外眦韧带重建。

推荐阅读

Becker FF. Reconstructive surgery of the mental canthal region. Ann Plast Surg 1981;7(4):259–268

Cutler NL, Beard C. A method for partial and total upper lid reconstruction. Am J Ophthalmol 1955;39(1):1–7

Hargiss JL. Bipedicle tarsoconjunctival flap. Ophthal Plast Reconstr Surg 1989;5(2):99–103

Price DL, Sherris DA, Bartley GB, Garrity JA. Forehead flap periorbital reconstruction. Arch Facial Plast Surg 2004;6(4):222–227

Sherris DA, Heffernan JT. Techniques in periocular reconstruction. Facial Plast Surg 1994;10(2):202–213

Sherris DA, Murakami CS. Five things oculoplastic surgeons should know about facial plastic surgery. Ophthal Plast Reconstr Surg 1999;15(4):229–231

Smith BC, Della Rocca RL, Nesi FA, Lisman RD. Ophthalmic plastic and reconstructive surgery. St. Louis: CV Mosby; 1987

Spinelli HM, Jelks GW. Periocular reconstruction: a systematic approach. Plast Reconstr Surg 1993;91(6):1017–1024, discussion 1025–1026

Tenzel RR. Orbit and oculoplastics. In: Podos SM, Yanoff M, eds. Textbook of Ophthalmology. Vol. 4. New York: Gower Medical Publishing; 1993

Tenzel RR. Ophthalmic plastic surgery. In: Clayman HM, ed. Atlas of Contemporary Ophthalmic Surgery. St. Louis: CV Mosby; 1990

Tenzel RR. Reconstruction of the central one half of an eyelid. Arch Ophthalmol 1975;93(2):125–126

第六章　鼻

概要

　　本章重点介绍鼻部亚单位的缺损重建。认识鼻部亚单位对鼻部重建术的术前规划十分重要，同时还可指导治疗策略。我们讨论了软骨移植和涉及鼻部内衬相关结构缺损重建的重要性。对于较大的需要转位皮瓣进行修复的缺损应给予特别关注，如需行鼻唇沟皮瓣及额部旁正中皮瓣修复者。

关键词：鼻部亚单位，鼻翼，额部旁正中皮瓣，鼻中隔内衬，鼻唇沟皮瓣，复合组织移植物，鼻小柱，皮肤移植物获取

◆ 引言

　　鼻部的复杂轮廓反映了其皮下结构和皮肤/软组织厚度的多变性。一般而言，鼻子的三层结构包括皮肤、骨或软骨支架和黏膜内衬，在修复时应分别予以重建。鼻尖和鼻翼的皮肤本身很厚且附有皮脂腺，而鼻背和鼻侧壁的皮肤则较薄。鼻部上三分之二的皮肤具有更好的移动性。鼻骨、鼻中隔背侧及上外侧软骨的形态决定了鼻子上三分之二的形状；下外侧软骨的形状和强度则主要决定了鼻尖的形态。所有这些要素共同构成了鼻部美学亚单位（**图 6.1**）。

　　这些美学亚单位在其天然的边界处形成阴影区和高光区。鼻部可以分为九个亚单位：两个侧壁、鼻背、两个鼻翼、鼻尖、两个软三角区和鼻小柱。在本章中，内眦间的区域归为鼻侧壁区的上部分。在亚单位边界沿松弛皮肤张力线或在鼻子中线做切口，术后产生的瘢痕则较不明显。

　　因为这些亚单位往往是凸出或凹陷结构，当修复的组织结构与之相匹配时，重建的痕迹最不明显。例如，针垫样外观常见于鼻唇沟皮瓣，但这对鼻翼凸面的修复则是一种优势。当缺损累及一个美学亚单位的大部分时，最好先切除残余部分的组织，再重建整个亚单位。

　　缺损常常不规则，并且可能累及几个亚单位的一部分。这时需要综合应用不同的技术来修复这些复杂的缺损，使用不同的皮瓣或移植物来修复不同的美学亚单位。在疑难病例中，当缺损只累及皮肤和皮下组织时，FTSG 可用于重建大面积的组织缺损。虽然这不是最佳的选择，但效果尚可接受。然而，额部皮瓣主要用于严重鼻部缺损的修复重建。

　　鼻翼退缩是鼻翼缘附近缺损修复的后遗症。转位皮瓣设计时应避免张力出现在鼻翼上。理想情况下，任何皮瓣闭合后的张力应该落在鼻部中线上，这样鼻尖就会对称地抬高，而不是只抬高一侧鼻翼。上外侧软骨或下外侧软骨的软骨缺损必须用鼻中隔软骨或耳郭软骨修复，提供支撑以防止鼻部皮肤软组织的回缩。

　　即使是良好的皮瓣设计及修复，也会出现针垫样或"活板门畸形"。在骨膜和软骨膜浅面上进行鼻部皮肤软组织的潜行分离，同时皮瓣的切开也在同一平面上进行，这样有助于在初次手术时避免出

现上述问题。如果出现针垫样的臃肿外观,应在术后早期进行皮下类固醇注射治疗。常规的注射剂量是 0.2~0.3mL 醋酸曲安奈德(10mg/mL)。激素注射最早可在术后 3 周开始,必要时可间隔 1 个月重复注射。在一些病例中,可能需要二期手术去除脂肪组织和广泛剥离部分组织,但二期修复通常延迟至术后 6 个月,以便伤口完全愈合。

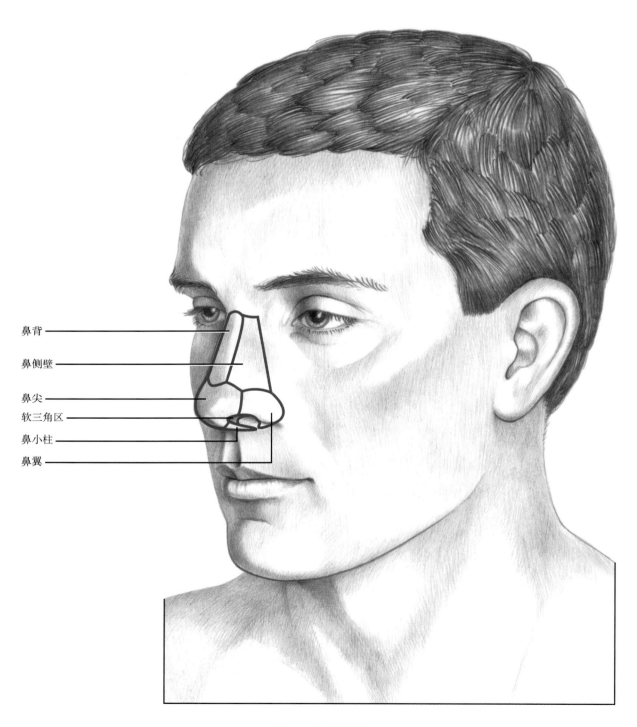

鼻背
鼻侧壁
鼻尖
软三角区
鼻小柱
鼻翼

图 6.1　鼻部亚单位

◆ 鼻背和鼻侧壁

　　鼻背和鼻侧壁的单纯皮肤缺损可以用全厚皮片进行修复,尽管这种方法有时候不能获得最优的效果(图 6.2 和图 6.3)。二期愈合仅在内眦区能获得良好的修复结果,尤其适用于中心位于鼻侧壁内眦水平的缺损。内眦水平以下的缺损可随着下睑的收缩而愈合,同样的,内眦以上的缺损也可能因上睑的收缩而愈合。

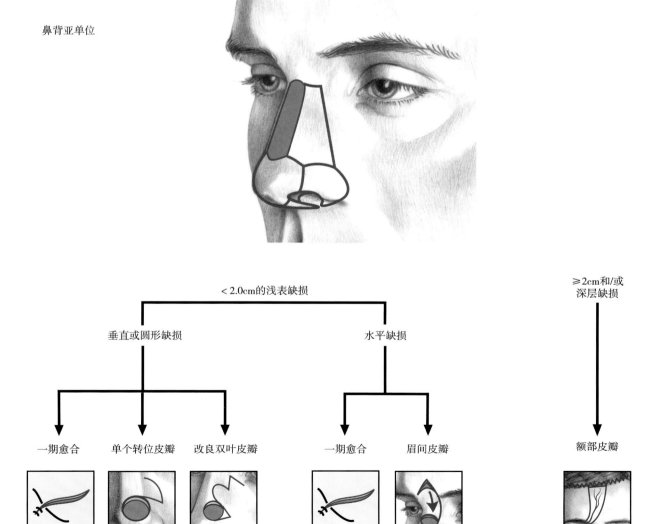

图 6.2　鼻背亚单位

鼻侧壁亚单位

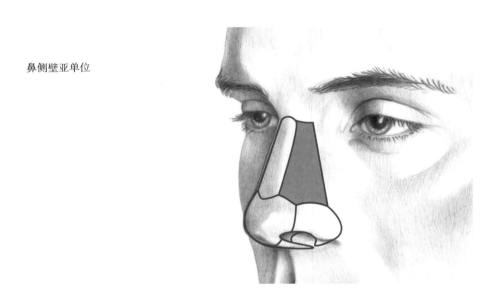

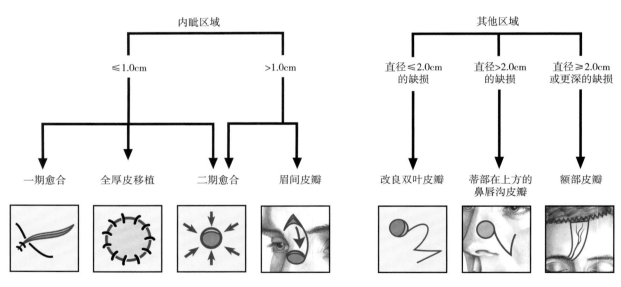

图 6.3 鼻侧壁亚单位

对于更高位置或水平方向的缺损,可以选用眉间旋转皮瓣修复(图 6.4 和图 6.5)。皮瓣切取时需要显著延长切口的长度以及动员较多的组织来修复一个相对较小的缺损,但这种方法切口较隐蔽。

鼻背中线的小缺损可直接缝合,或通过单叶或双叶旋转皮瓣进行修复。只要不引起鼻尖或鼻翼变形,直接缝合可选择在垂直或水平方向上进行(图 6.6)。如计划进行单叶旋转皮瓣修复,在可能的情况下,尽量将闭合部位置于鼻翼折痕中(图 6.7)。

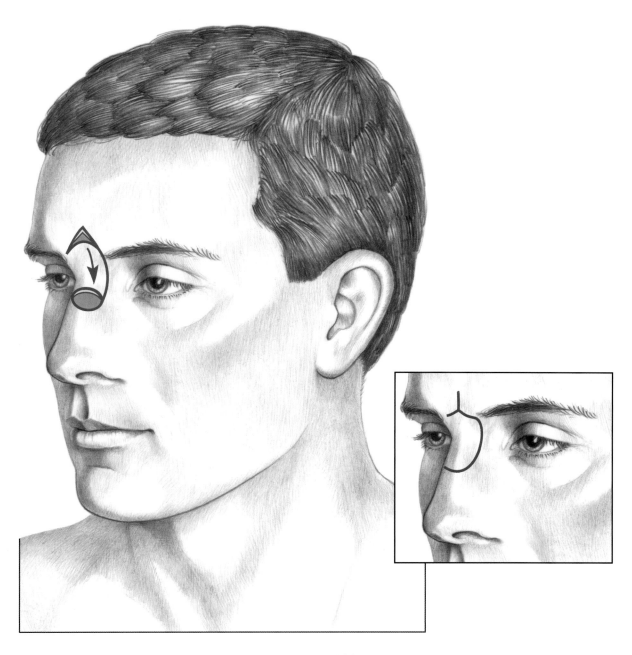

图 6.4　眉间皮瓣

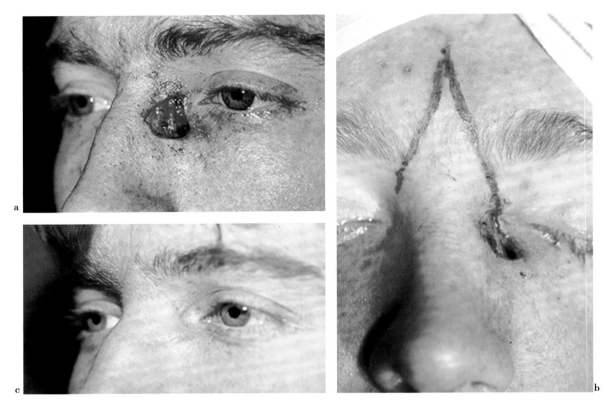

图 6.5　（a）鼻侧壁高位缺损；（b）设计眉间皮瓣；（c）术后外观

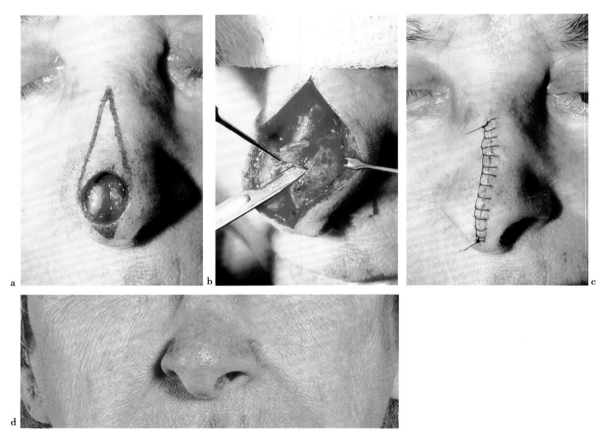

图 6.6　（a）用"猫耳"切除的方法一期关闭鼻部正中缺损；（b）削除部分鼻尖软骨以促进一期愈合；（c）缺损闭合后；（d）术后远期效果

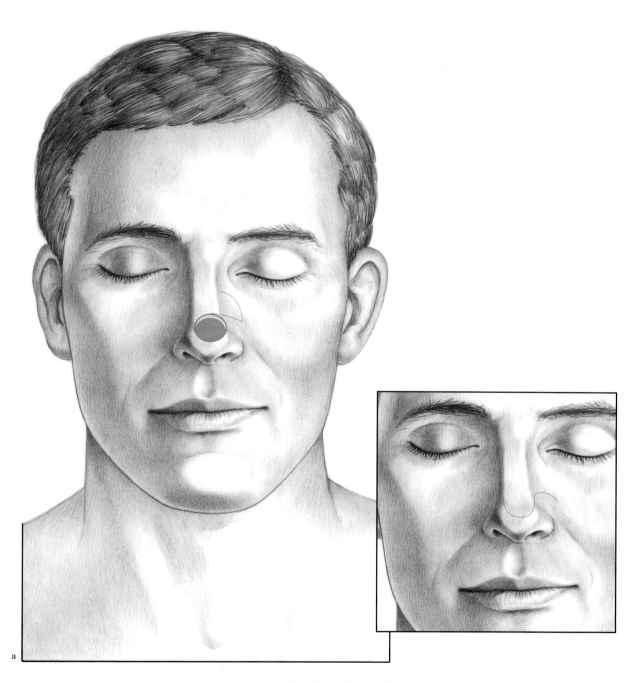

图 6.7 （a）单叶转位皮瓣重建鼻尖

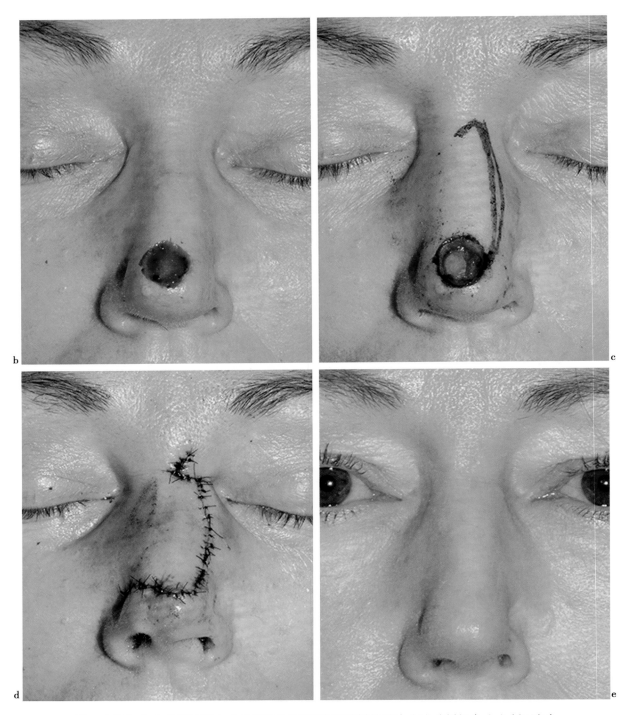

图 6.7（续）（b）鼻部缺损；（c）缺损与鼻背滑行推进皮瓣的设计；（d）皮瓣闭合；（e）创面愈合

　　在掀起鼻部皮肤软组织后,偶尔可通过去除原先存在的驼峰来促进皮瓣关闭。如果单叶转位皮瓣的闭合张力引起鼻翼抬高,则应选择双叶转位皮瓣进行修复。

　　在一些病例中,之所以选择改良的双叶皮瓣进行鼻部重建,这是因为这种设计比标准的双叶皮瓣产生更少的立锥结构(图 6.8~图 6.10)。Zitelli 改良双叶皮瓣的总旋转弧度为 100° 或更少,每叶皮瓣的旋转角度为 45°~50°。皮瓣的蒂部可以位于内侧或外侧。第一个皮瓣的大小与缺损的大小相同或略小,而第二个皮瓣的大小通常是第一个皮瓣的一半到四分之三。这种皮瓣设计利用了鼻背和鼻侧壁皮肤与皮下组织粘连较少的优势进行鼻部缺陷修复。

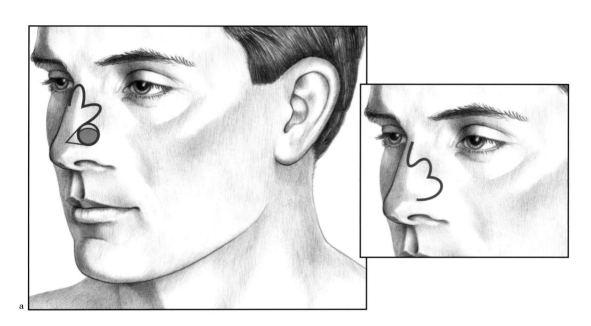

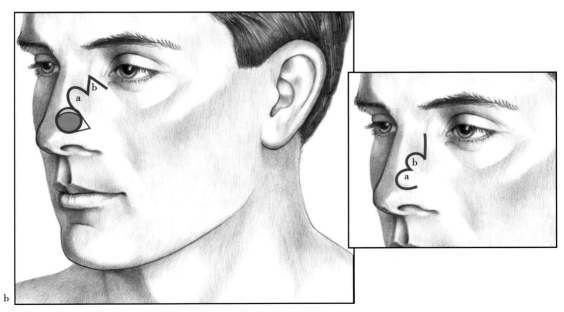

图 6.8　(a)蒂在内侧的双叶皮瓣和(b)蒂在外侧的双叶皮瓣(Zitelli 改良法)

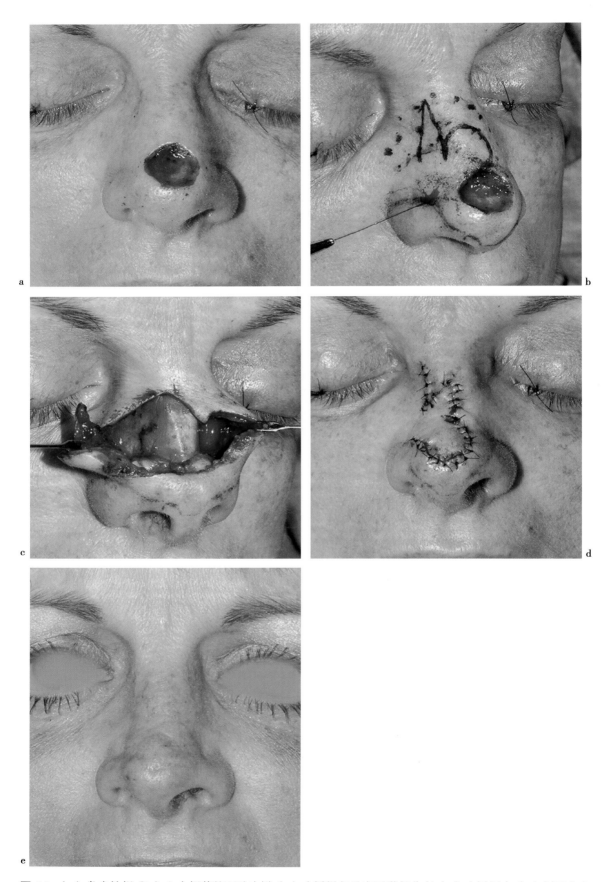

图 6.9 （a）鼻尖缺损;（b）上内侧蒂的双叶皮瓣;（c）皮瓣掀起及广泛潜行分离;（d）皮瓣闭合;（e）创面愈合

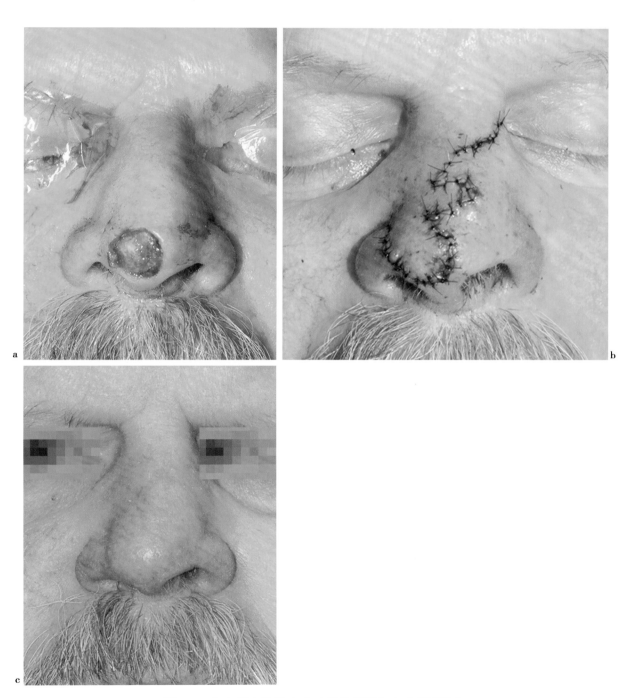

图 6.10　（a）鼻尖缺损；(b）皮瓣放置到位；(c）创面愈合

对于较大的鼻背缺损及鼻背复合鼻侧壁缺损,常常需要鼻唇沟皮瓣或额部皮瓣进行充分的缺损修复。在这些病例中,鼻部黏膜和鼻部支撑结构通常也需要重建。鼻侧壁的单纯皮肤缺损在用鼻唇沟皮瓣修复时,可将皮瓣的真皮与骨膜进行钉扎缝合以重建鼻面沟(图 6.11 和图 6.12)。

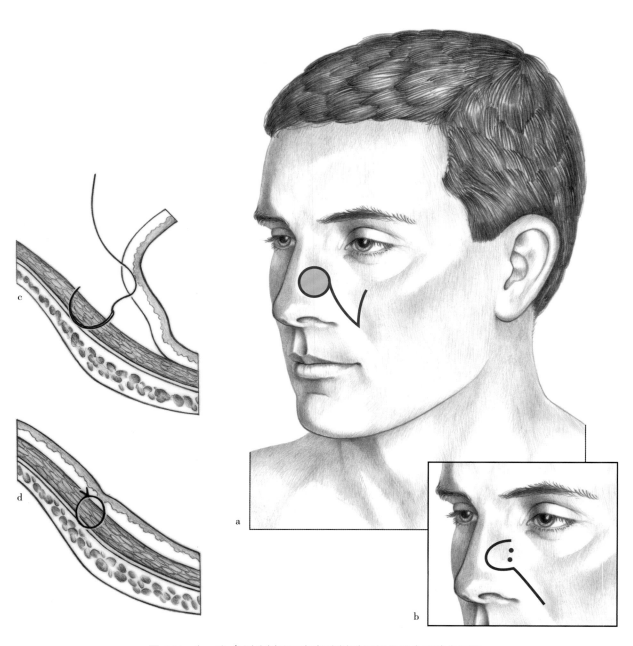

图 6.11 (a-d)鼻唇沟瓣和面颊部皮瓣采用钉扎缝合重建鼻面沟

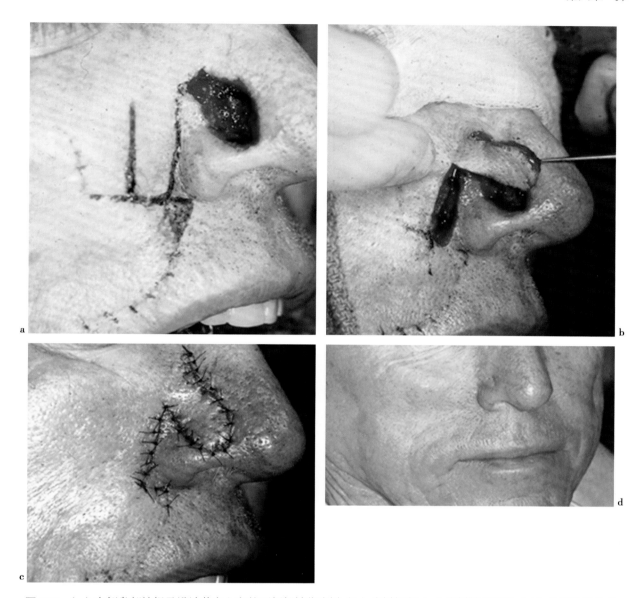

图 6.12 （a）右侧鼻部缺损及设计蒂在上方的面颊部转位皮瓣；（b）皮瓣掀起；（c）皮瓣放置到位；（d）术后远期外观

◆ 鼻尖亚单位

鼻尖的皮肤比鼻子上部的皮肤更厚，皮脂腺更多，且与下方的骨软骨结构黏附更紧密。因此，鼻上部皮肤组织活动度更大可进行转位移动，但这在鼻尖或鼻翼亚单位内是不易操作的（图 6.13）。对于鼻尖的小缺损，全厚皮移植就可以获得良好的修复效果（图 6.14 和图 6.15）。通过让肉芽生长 2~3 周填充创面后再植皮，这样可以改善更深缺损的修复效果。皮片供区的选择应与鼻部皮肤的厚度、颜色和质地尽可能接近。耳前皮肤是一个很好的选择，特别是老年患者，在老年人的耳前皮肤皱褶处获取组织后，可以直接关闭供区。如果皮肤色泽匹配，耳垂后面的皮肤也可作为供区，因其富有弹性且与鼻尖的质地相似。

鼻尖的缺损和累及鼻尖及邻近鼻尖上区的缺损最好采用双叶皮瓣修复。之所以选择 Zitelli 改良双叶瓣法，是因为它将每个皮瓣的旋转度控制在 45°~50°，而不是 90°，从而最大限度地减少立锥体的形成。根据缺损的位置，皮瓣的蒂部设计可位于内侧或外侧。

鼻尖亚单位

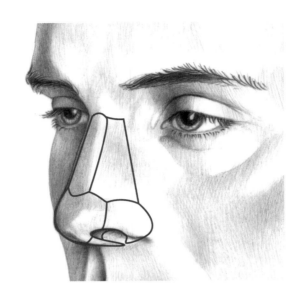

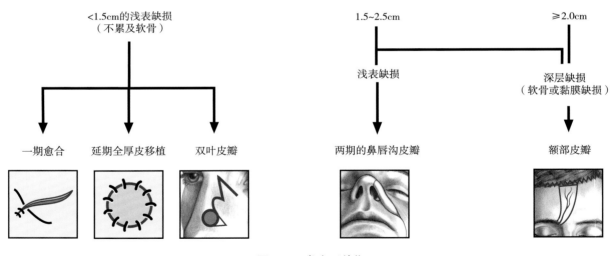

图 6.13　鼻尖亚单位

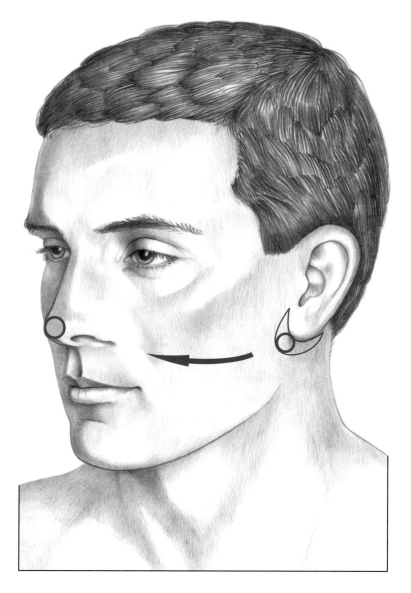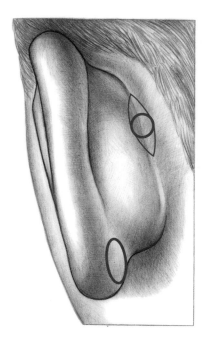

图 6.14　鼻尖植皮

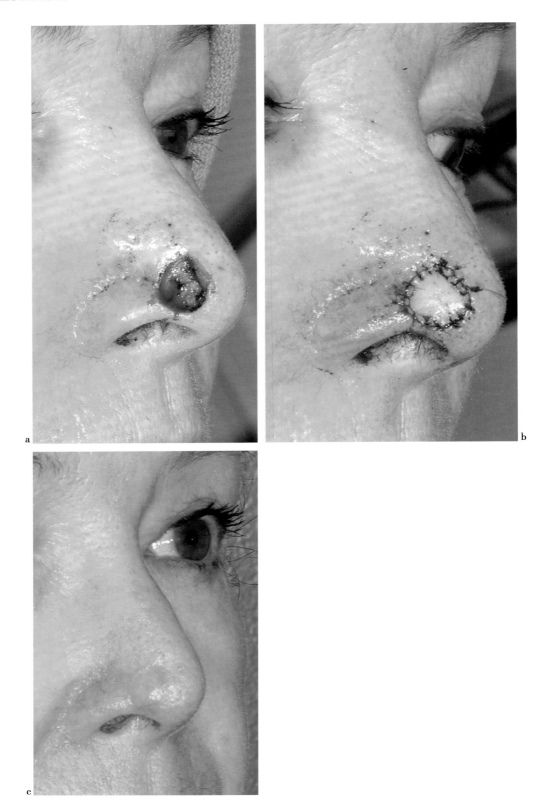

图 6.15 （a）单纯鼻尖皮肤缺损；（b）全厚皮移植至鼻尖；（c）创面愈合

涉及鼻尖和鼻翼，或鼻尖和部分鼻侧壁的较大缺损，有时可以用较大的鼻唇沟皮瓣修复，但通常需要额部皮瓣（见额部皮瓣部分）。大的全厚皮移植可用于修复从鼻尖到鼻小柱的浅表（仅皮肤）缺损，但更广泛的鼻小柱缺损则需要分期的、蒂在上方的鼻唇沟皮瓣修复或复合组织移植（见下一节）。

◆ 鼻小柱和软三角区

软组织三角是天然的蹼状区域,很难重建。如果软三角在重建前就存在,那么这一天然结构就应小心地保留。涉及软组织三角的缺损几乎会累及鼻尖和/或鼻小柱。重建软组织三角形的自然蹼状外观最佳的方法是先重建其他累及的亚单位,而软三角区的创面则予以旷置促进其肉芽组织形成。如果为了进行精确的组织对合而将缝线固定于软组织三角区中,术后该区域常常会形成切迹。

可以用皮片或皮瓣重建鼻小柱(图 6.16)。只有皮肤缺损者,最好的修复方法是二期愈合或全厚

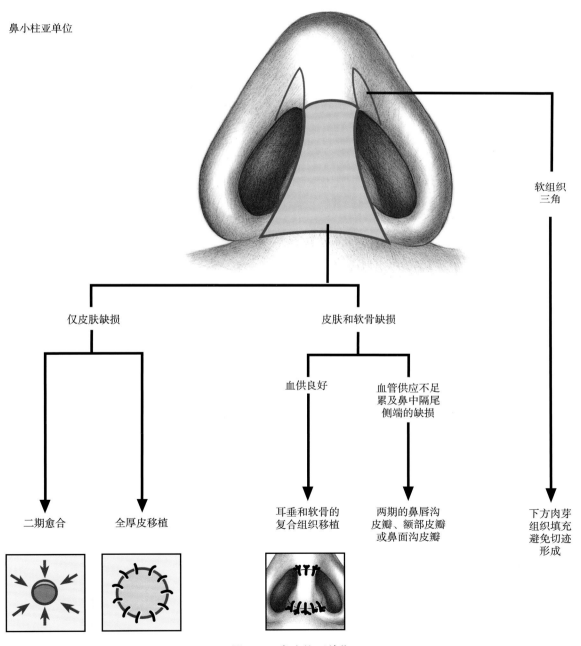

图 6.16　鼻小柱亚单位

皮移植修复（图 6.17）。耳垂的皮肤在形状和弹性上特别适合用于鼻小柱的修复。较大的包含软骨内侧脚的鼻小柱缺损,可以用耳部复合组织移植修复。一种特别有效的技术是获取耳垂皮肤,通过插入切口将软骨移植物包埋入耳垂组织中用于修复。软骨移植物可以取自鼻中隔软骨或耳甲腔软骨。对于较大的缺损,尤其是伴有鼻尖缺损,或存在组织灌注受损的情况下,如放疗后的患者,应优先选择分期的、蒂在上方的鼻唇沟皮瓣或额部皮瓣,而不是复合组织移植（图 6.18）。鼻唇沟皮瓣对于全层鼻小柱缺损也很适用（图 6.19）。此皮瓣为来自鼻面沟的岛状带蒂皮瓣,经鼻孔皮下隧道转移到缺损区。通常,皮瓣常包裹自体软骨,用作鼻小柱支撑移植物以支撑鼻尖。最后,对于较大的鼻小柱和上唇缺损,延伸的 Abbe 瓣则是很好的选择（参见本书第九章）。

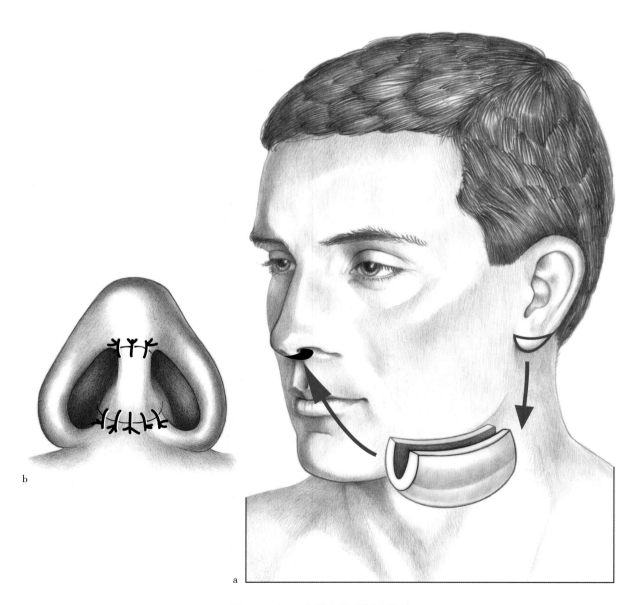

图 6.17 （a,b）鼻小柱全厚皮移植

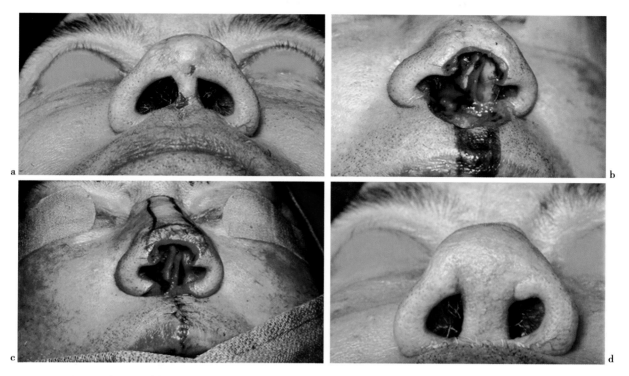

图 6.18 （a）累及鼻小柱、鼻尖和上唇的恶性肿瘤；（b）上唇全层切除及一期切口闭合的设计；（c）唇部闭合，拟用额部旁正中皮瓣修复鼻小柱、鼻尖、鼻背以及鼻中隔尾侧端的黏膜；（d）术后外观

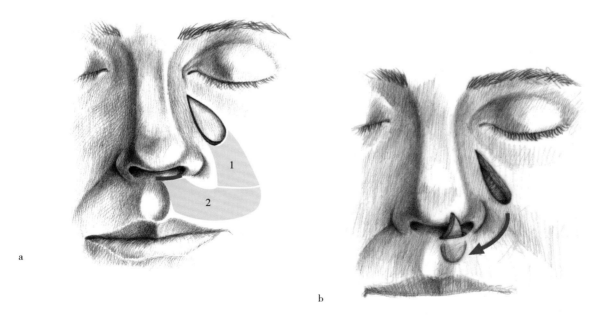

图 6.19 （a，b）鼻面沟皮瓣（Hilger 术后）

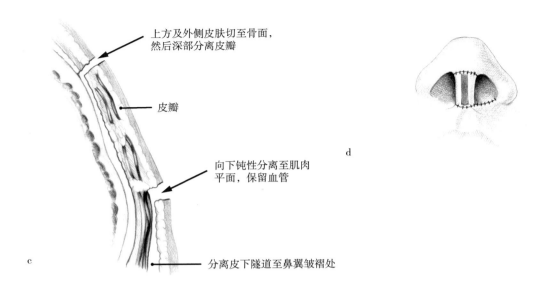

上方及外侧皮肤切至骨面，
然后深部分离皮瓣

皮瓣

向下钝性分离至肌肉
平面，保留血管

分离皮下隧道至鼻翼皱褶处

c

d

图 6.19（续）（c）鼻面沟皮瓣掀起的示意图；（d）皮瓣放置到位

◆ 鼻翼亚单位

对于以鼻翼沟为中心、不接近鼻翼缘的部分缺损，采用二期愈合可获得满意的效果（图 6.20）。通过保守治疗，如保持清洁创面和局部应用抗生素软膏，这些部位的缺损在 3~4 周内便可愈合。鼻翼其他区域的浅表缺损通常采用改良双叶皮瓣、两期的鼻唇沟皮瓣或鼻面沟皮瓣修复。

鼻面沟皮瓣手术分为两期（图 6.21 和图 6.22）。一期手术时，应予以保留在鼻面沟下外侧的残余皮肤（图 6.21 和图 6.22a，b）。2~3 周后，在行二期手术时，将皮瓣蒂部断掉后插入鼻翼侧面（图 6.21c 和图 6.22c，d）。

约 1.5 cm 或更小的鼻翼缘全层缺损，可用来自耳郭的皮肤和软骨复合组织移植进行重建（图 6.23）。主要累及鼻翼缘的缺损可用耳轮脚软骨和耳前皮肤修复。这种特殊的复合组织也适用于鼻翼缘的"饼干咬样"缺损畸形和鼻腔外侧壁较大的皮肤缺损修复，在获取大块皮肤的同时可切取少量的耳软骨组织，且供区的缺损可以像美容性面部除皱手术那样直接关闭。对于大的"饼干咬样"畸形，可以先通过使用鼻唇沟皮瓣或邻近的鼻部皮肤翻转皮瓣重建黏膜来建立一个更有利的受区后，再用前述的耳轮脚软骨及耳前皮肤复合组织移植修复外层。鼻部皮肤翻转皮瓣主要用于修复二次重建术中的缺损。超出鼻翼范围的 1.5cm 及以下的全层缺损，可选用来自耳轮的楔形（或星形）复合组织修复，这些复合组织移植物只接受鼻翼边缘的血液供应，其最终的存活情况比耳轮脚复合组织移植更不可预测。

鼻翼亚单位

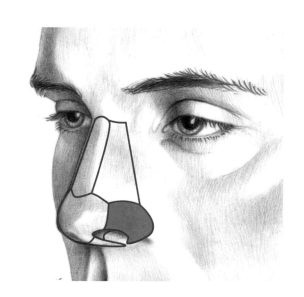

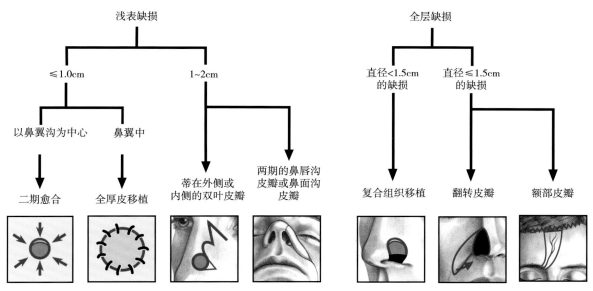

图 6.20　鼻翼亚单位

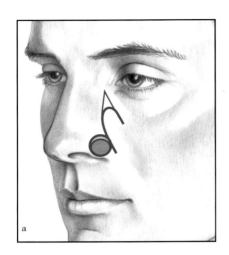

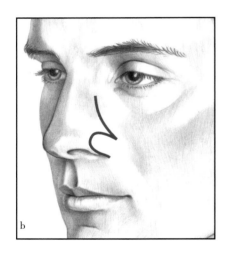

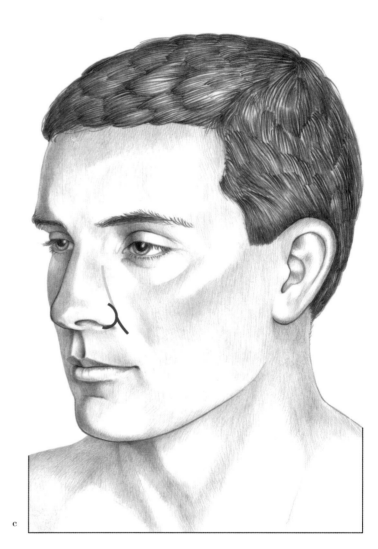

图 6.21 （a-c）鼻面沟皮瓣

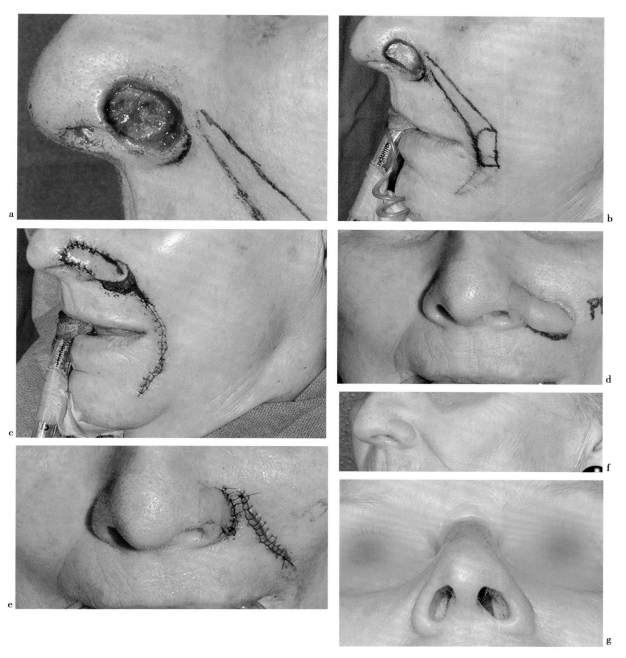

图 6.22 （a）鼻翼缺损；（b）软骨移植物和鼻唇沟皮瓣的设计；（c）一期手术时的鼻唇沟皮瓣转位；（d）二期手术前鼻唇沟皮瓣的愈合；（e）皮瓣断蒂及创面闭合；（f）创面愈合侧面观；（g）创面愈合底面观

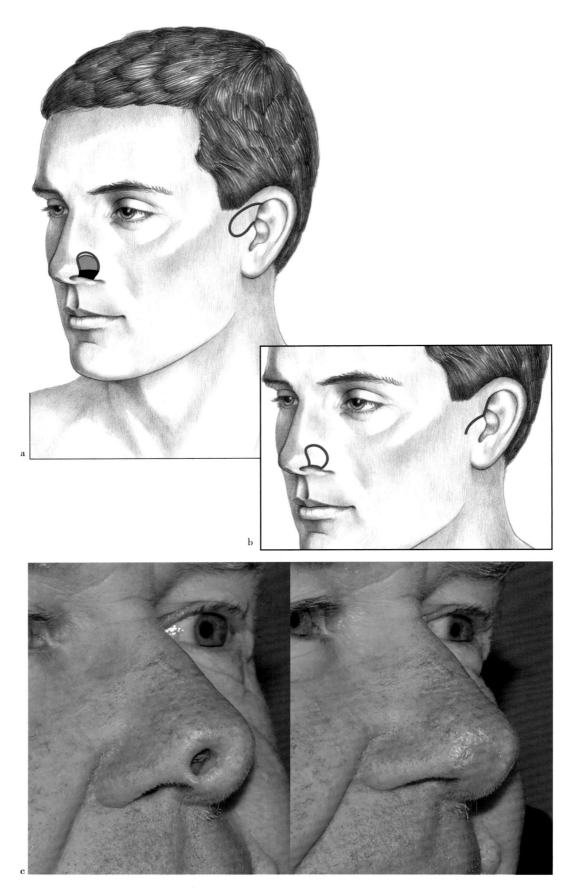

图 6.23 （a，b）复合组织移植重建鼻翼缘；（c）复合组织移植修复术前及术后外观

按照 Burget 和 Menick 所描述的那样,可使用鼻唇沟皮瓣来修复较大的全层鼻翼缺损(>1.5cm)(图 6.24)。参照对侧完整的鼻翼设计鼻唇沟皮瓣。皮瓣应绘制成末端呈锥形且位于鼻唇沟上,并应设计成宽度比预期宽 1~2mm 的形状,以抵抗不可避免的瘢痕挛缩。一般来说,皮瓣应比实际需要的包含更远的下方组织,因为该切口愈合得很好,而且有时需要去除额外的组织以使切口无张力或无变形地闭合。

皮瓣的三角形尖端是关闭供区缺损时无立锥体形成所必需的,皮瓣在缺损处的最终轮廓确定之前,不宜对这个三角形尖端进行修剪。切开皮肤后,应自皮下组织及面部肌肉组织之间的平面掀起皮瓣。保留皮瓣近端的皮肤附着于皮下蒂,这样可使远端皮瓣薄至真皮水平。钝性分离可提高皮瓣蒂部的活动度。重建解剖性鼻翼基底是非常困难的,因此,如果鼻翼基底有残留应予以保留,然后将鼻唇沟皮瓣转移到鼻翼基底上,缝合到位,随后鼻唇沟供区缺损用面颊部推进皮瓣进行修复。

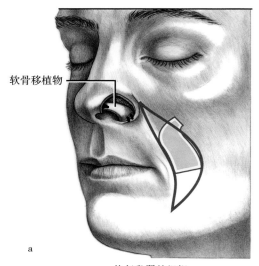

修复鼻翼的组织
应预留1~2mm的挛缩空间

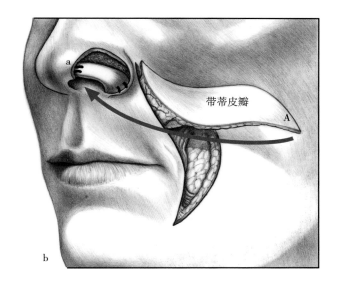

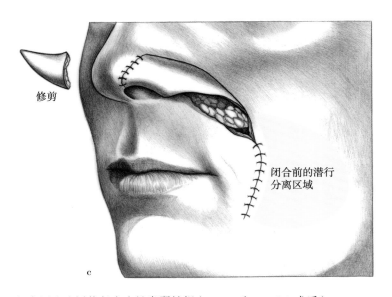

图 6.24 (a-c)鼻唇沟皮瓣修复完全性鼻翼缺损(Burget 和 Menick 术后)

　　当鼻唇沟皮瓣用来修复较大的全层鼻翼缺损时,如果没有可用于黏膜重建的鼻内层组织时,可将皮瓣卷起折叠以重建外层皮肤组织及内层黏膜组织(图 6.25)。如果有黏膜组织可用于重建鼻腔内衬,那么这是首选的内层重建方法(图 6.26a)。缝合固定的耳郭或鼻中隔软骨移植物应被准确放置在设计的鼻翼边缘最下方,以避免鼻翼退缩(图 6.26b, c),放置的位置应低于下外侧软骨的下缘。皮瓣应以最小的张力嵌在鼻翼缘移植物上(图 6.26d, e)。可用三角固定缝线或经鼻缝线系在外部支撑上以重建鼻翼的中空状态。一期手术后,鼻翼边缘应该比对侧鼻翼缘低 1~3mm。

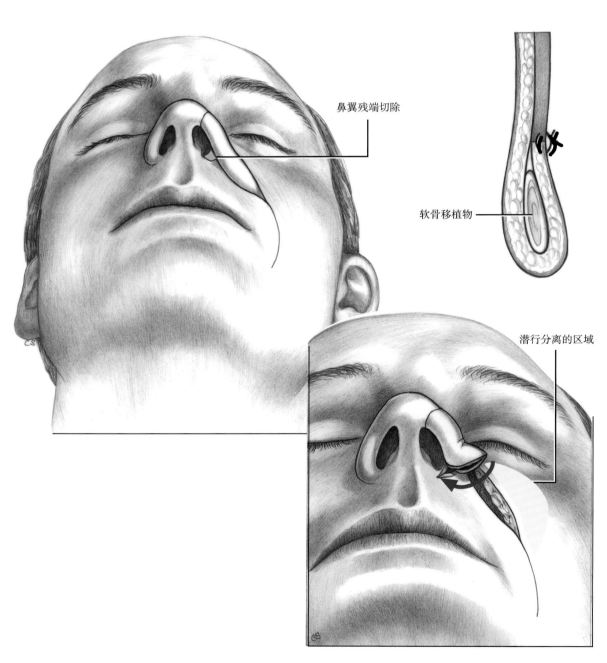

鼻翼残端切除

软骨移植物

潜行分离的区域

图 6.25　向内翻转鼻唇沟皮瓣重建较大的鼻部黏膜缺损

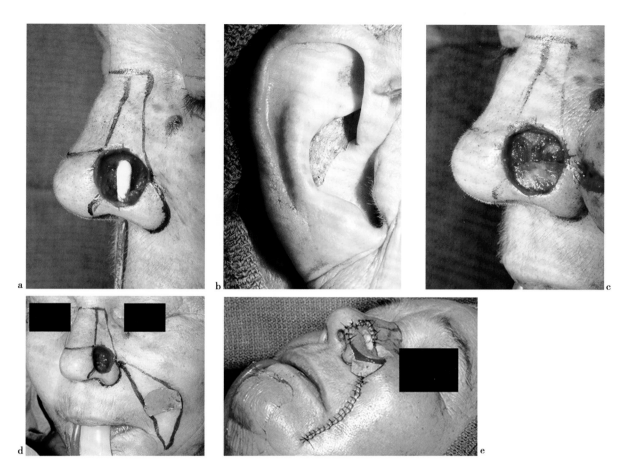

图 6.26　（a）近乎完全的鼻翼缺损伴有小的黏膜缺损，适合用局部黏膜瓣对内层缺损进行修复；（b）耳甲腔软骨对鼻翼缘重建尤为适用；（c）软骨移植物应固定在合适的位置，使其下缘位于设计的鼻翼缘上；（d）皮瓣应根据对侧鼻翼外形进行设计，即完整的鼻翼亚单位；（e）一期鼻唇沟皮瓣转位后

　　一期术后 3 周左右，可进行皮瓣断蒂（图 6.27a，b）。此时，可以切除鼻翼的残端，并小心地用皮瓣残余部分替代，或者保留鼻翼残端在原来的位置，而将皮瓣插入其中。无论采用哪种方法，都需要在插入前对皮瓣进行削薄，然后以最小的张力置入（图 6.27c）。皮瓣蒂部切断后将其在鼻唇沟处闭合（图 6.27d-f）。

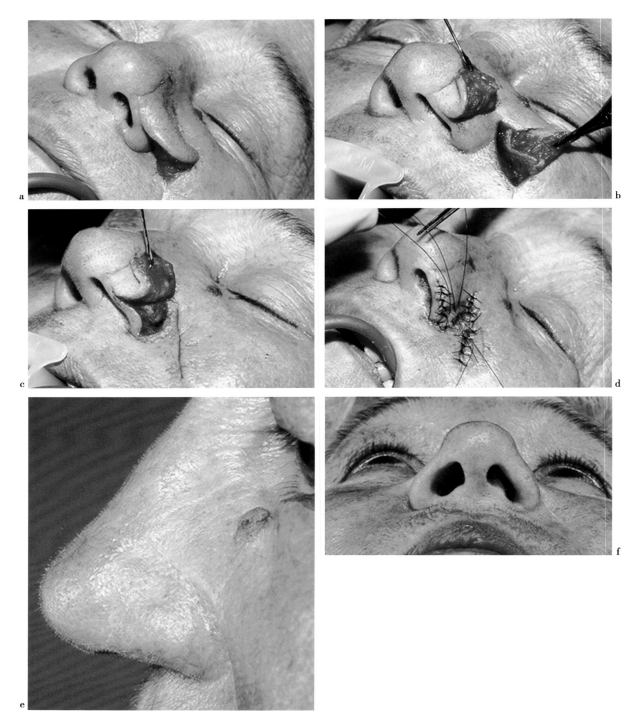

图 6.27 （a）3 周后的皮瓣蒂部；（b）切断蒂部；（c）削薄皮瓣，注意保留皮瓣鼻面沟处 1~2mm 的组织完整性；（d）皮瓣插入，枕垫（减张力）缝合术将棉垫固定在鼻面沟内，以促进切口皮肤内翻；（e）鼻翼重建术后的远期效果；（f）重建的左侧鼻翼缘可以很好地匹配右侧鼻翼缘

◆ 额部皮瓣

　　额部皮瓣是鼻部严重缺损的首选方法。这种多功能、可靠的皮瓣可用于各种缺损修复,乃至全鼻再造。正中和旁正中皮瓣都具有丰富的垂直走向的血供,足以在重建时滋养皮肤、皮下组织和软骨移植物。采用旁正中皮瓣时,在少数需要的情况下,还可获取以对侧滑车上血管为蒂的第二个额部皮瓣(图 6.28)。额部皮瓣主要由滑车上血管供应,其次由角动脉和眶上动脉供应。滑车上血管在中线外侧 1.7~2.2cm 处出眶隔,然后从眼轮匝肌下方穿过皱眉肌。皮瓣设计前先对鼻缺损对侧的滑车上血管进行精确的超声多普勒定位和标记。

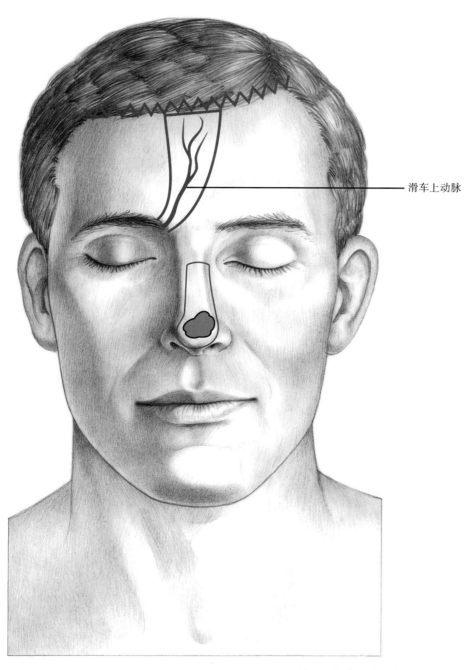

滑车上动脉

图 6.28　设计以一侧滑车上血管为蒂的额部旁正中皮瓣

　　拟获取皮瓣的形状可用根据健侧鼻部亚单位制成的箔模板来设计。用缝线或纱布测量皮瓣的长度,即从皮瓣蒂部到重建部位的最远端。在发际线和蒂部允许的范围内,使皮瓣尽可能地接近中线。滑车上血管的准确超声识别及定位可使皮瓣蒂部的安全宽度变窄至1cm,这样便于皮瓣的旋转并提供最大的皮瓣长度。然后将皮瓣自帽状腱膜下平面掀起。在靠近皮瓣蒂部上方1~2cm 时,应进行钝性分离以防止不慎损伤供应的血管。

　　为了完成整个鼻部亚单位重建,在第一阶段切除计划中切除组织的 1/2~3/4,以提供大的基底利于皮瓣插入,亚单位的其余部分将在二次皮瓣插入时进行切除。

　　在植入皮瓣之前,任何鼻黏膜的缺损都必须重建。很多时候,鼻黏膜的重建是鼻部修复重建中最具挑战性的部分。表皮内翻皮瓣是一个很好的选择(图 6.29)。在缺损附近亚单位的完整皮肤可用作衬里组织。在翻转皮瓣之前,缺损附近 3~4mm 的皮肤应去除表皮,以防止囊肿形成。皮瓣掀起的层次应在鼻背骨膜和软骨膜的浅面进行。缺损上方 3~4mm 处的组织应保留完整,以提供皮下蒂。对于鼻侧壁缺损,可以采用相同的方法使用一期的鼻唇沟皮瓣或面颊部皮瓣作为内翻皮瓣进行鼻黏膜修复(图 6.30)。

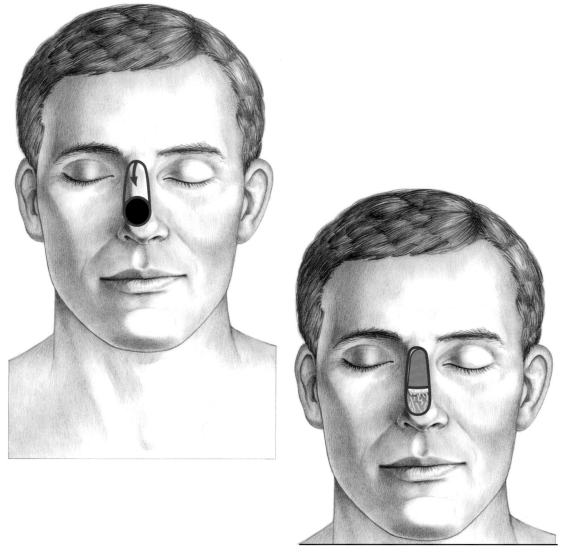

图 6.29　在完整的鼻背亚单位上设计表皮内翻皮瓣,蒂部翻转皮瓣得以插入。在皮瓣翻转处的边缘,将皮肤去除上皮以防止囊肿形成

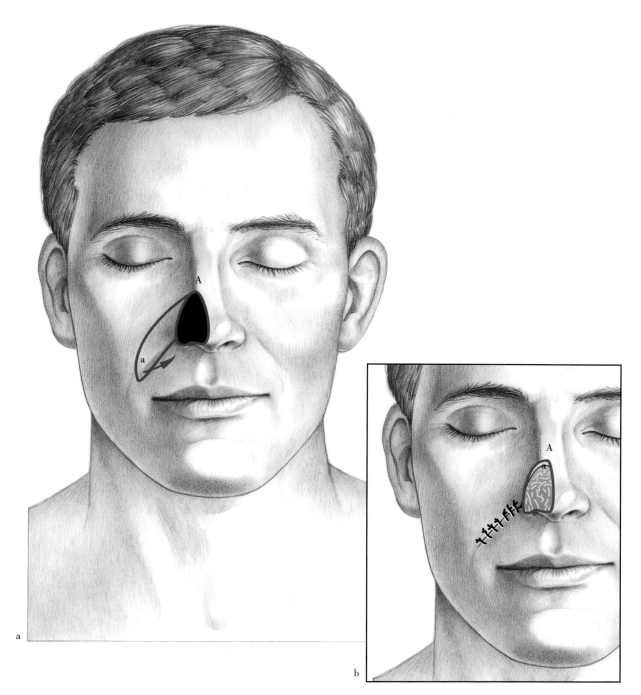

图 6.30 （a，b）一期鼻唇沟皮瓣重建鼻黏膜

　　对于非常小的黏膜缺损，局部黏膜推进皮瓣可用于闭合缺损。双蒂推进皮瓣对靠近鼻翼缘的缺损修复效果良好。在缺损边缘上方切开黏膜，内侧和外侧组织作为蒂部。皮瓣推进至鼻翼缘，而继发缺损则用表皮内翻皮瓣或鼻中隔黏膜瓣闭合。

　　在可能的情况下，将中隔瓣的软骨膜通过尾部和背侧的黏软骨膜切口"卷下"，然后将皮瓣重新附着，以防止或减少鼻中隔穿孔。

　　在黏膜组织大量缺损的情况下，选择鼻中隔黏膜软骨瓣会导致严重的鼻中隔穿孔（图 6.31）。可供选择的是，经鼻孔的二期鼻唇沟皮瓣或游离皮瓣移植。对于伴有鼻小柱缺损的鼻中隔尾部黏膜重建者，采用额部皮瓣和延长的 Abbe 瓣是较好的选择。

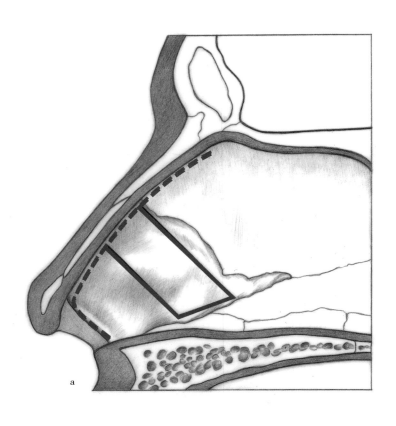

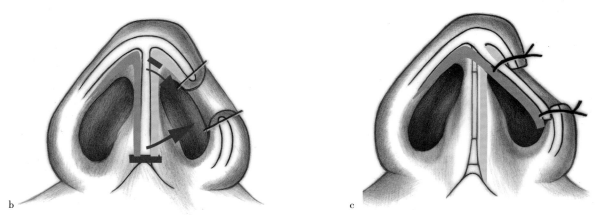

图 6.31 （a-c）较大的鼻中隔黏膜及软骨瓣用于修复较大的黏膜缺损,缺点是导致鼻中隔穿孔

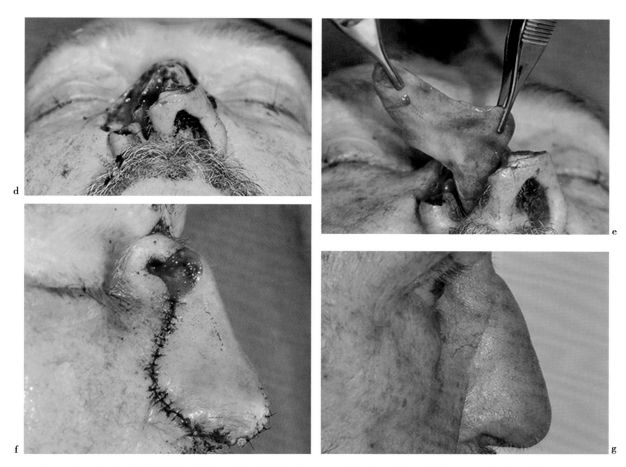

图 6.31（续）（d）较大的黏膜缺损；（e）鼻中隔黏膜软骨瓣；（f）额部旁正中皮瓣放置到位；（g）创面愈合

在毛发区行连续 W 成形术联合双侧额部推进皮瓣可用于女性和低风险脱发男性的供区缺损闭合（图 6.32）。连续 W 成形术中每个单位的边缘约为 1cm，且倾斜面与毛囊生长方向相反，以此促进毛发沿切口生长。前额两侧的推进在皮瓣帽状腱膜下平面掀起。然后用 2-0 或 3-0 的慢吸收缝线将皮瓣缝合于额部中线上。连续 W 成形术的近头侧肢各自闭合以防止立锥体的形成。对于脱发高危的男性，双侧推进皮瓣可直接从皮瓣位置钝性掀起，而不需要 W 成形术切口。由此形成的"猫耳"畸形可被适当切除。如果供区最上方的区域无法一期愈合，通过二期愈合也可获得良好的结果。

缝合固定的鼻中隔或耳郭软骨移植物常用于重建鼻部的软骨结构。重建的软骨结构必须比鼻部原有的软骨结构更坚固，以抵抗额部皮瓣构建的鼻部软组织罩的收缩。在额部皮瓣插入前，应将皮瓣的远端三分之一削薄至真皮下层。皮瓣插入的真皮下层用 5-0 可吸收缝线缝合，而外部的皮肤则用 5-0 或 6-0 不可吸收缝线缝合。如果不考虑皮瓣存活及血运，则可在鼻翼上区行三角固定缝合或外部棉垫加压塑形，以便更好地重建鼻翼沟这一外观（图 6.33）。本文展示了复杂的鼻尖全层缺损通过一期皮瓣植入修复的病例（图 6.34）。

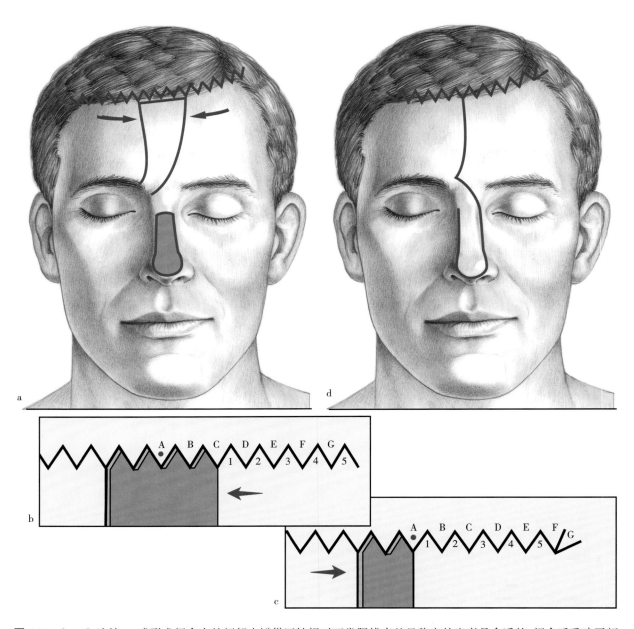

图 6.32 （a-d）连续 W 成形术闭合大的额部皮瓣供区缺损对于发际线完整且稳定的患者是合适的,闭合后重建了额部紧致的闭合外观

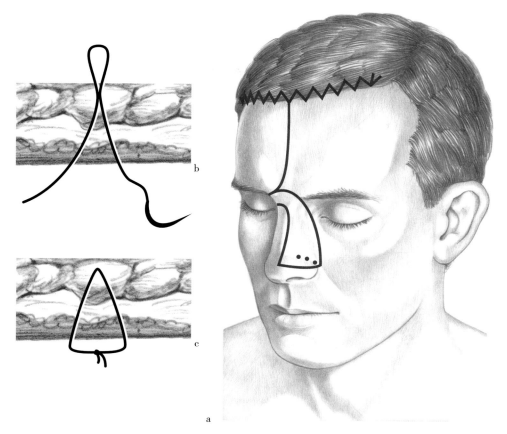

图 6.33 （a-c）三角固定缝合可用于重建鼻翼沟

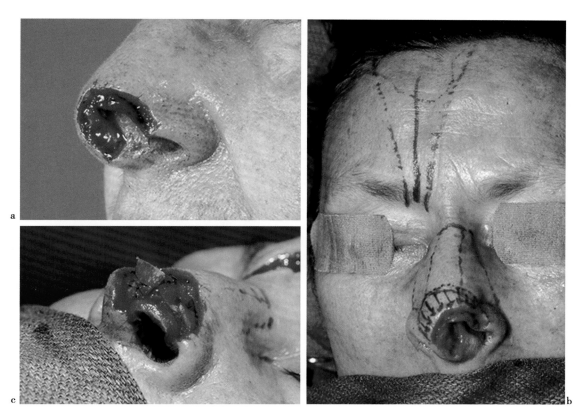

图 6.34 （a）复杂的全层鼻尖缺损;（b）箭头标记的皮肤为表皮翻转皮瓣,设计以右侧滑车上血管为蒂的额部旁正中皮瓣;（c）表皮翻转皮瓣放置到位,同时将中隔软骨鼻尖移植物和部分左下外侧软骨移植物缝合到位

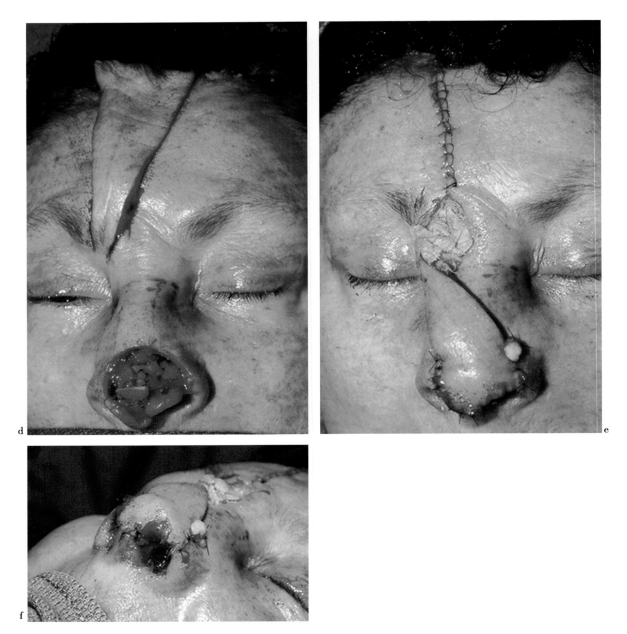

图 6.34（续）（d）切开额部皮瓣;（e）采用连续 W 成形术进行皮瓣供区闭合,同时将额部皮瓣固定到位;（f）注意切迹处旷置促进再上皮化以重建软三角区

　　3 周后进行最后的皮瓣断蒂、嵌入以及修剪。由于新的血液供应是从远端皮瓣的真皮下血管网而来,因此断蒂后远端皮瓣的血供并不受干扰。蒂部切断后,将剩下的鼻部亚单位皮肤切除到软骨膜的深面。在适当的减薄和修剪后,将皮瓣放置到该区域进行缺损修复。而蒂部残留的小部分皮肤则还纳至额部,以使得眉间区域获得最佳的美容效果。一般情况下,不要还纳眉间皱纹延伸范围以外的任何组织（图 6.35）。如果可以,在皮瓣插入前进行修薄（图 6.36 和图 6.37）。进一步的皮瓣修整一般 3~6 个月后完成,但这很少需要。如果有明显色差,在术后 4~6 周时可对整个鼻部亚单位进行磨皮,以调和皮肤颜色。图 6.38 所示的另一个病例中,全层鼻背缺损需要同时植入表皮内翻皮瓣和肋骨及软骨移植物。

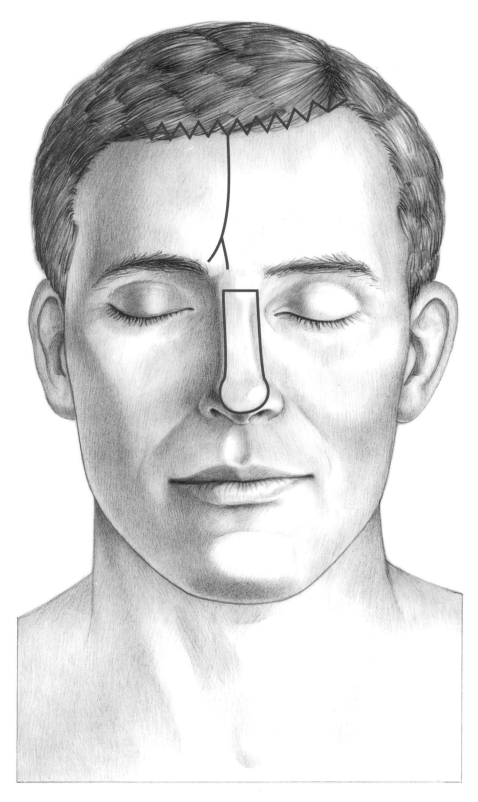

图 6.35　皮瓣插入处外观

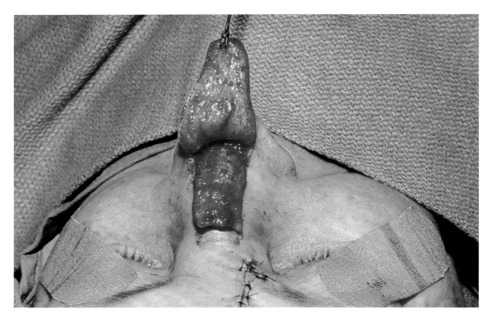

图 6.36 皮瓣蒂部插入，与图 6.34 为同一病例。在大多数情况下，全鼻尖缺损修复时，同时用皮瓣置换修复鼻尖和鼻背亚单位为佳。应修剪皮瓣的皮肤，使其变薄，而鼻背的皮肤应切除到软骨膜层面

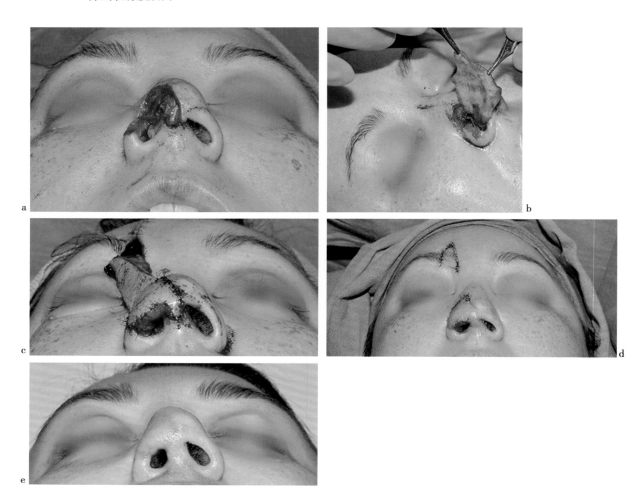

图 6.37 （a）鼻尖和鼻翼缺损；（b）鼻中隔黏膜瓣修复内层缺损；（c）额部旁正中皮瓣放置到位；（d）二期修整后；（e）创面愈合后观

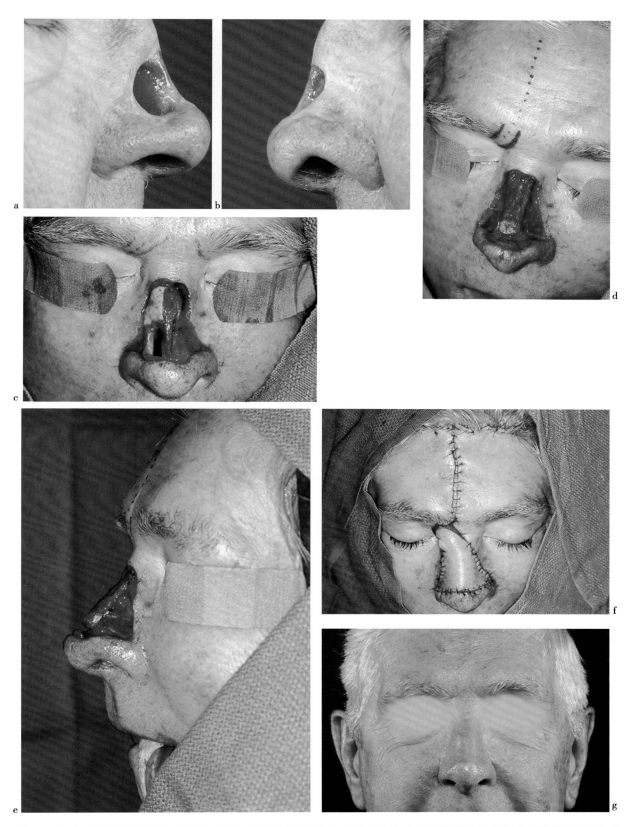

图 6.38 （a）全层鼻背缺损右面观；（b）同一缺损左面观；（c）表皮内翻皮瓣的切取并用于修复右侧黏膜缺损，同时将其嵌入左侧黏膜上；（d）肋骨和肋软骨移植用于鼻部支撑结构重建。多普勒标记右滑车上血管用于额部皮瓣的设计；（e）鼻背重建侧面观；（f）额部旁正中皮瓣放置到位，行连续 W 成形术关闭前额供区缺损；（g）术后远期效果，注意供区闭合的情况

推荐阅读

Becker GD, Adams LA, Levin BC. Nonsurgical repair of perinasal skin defects. Plast Reconstr Surg 1991;88(5):768–776, discussion 777–778

Branham GH, Thomas JR. Skin grafts. Otolaryngol Clin North Am 1990;23(5):889–897

Burget GC. Aesthetic restoration of the nose. Clin Plast Surg 1985;12(3):463–480

Burget GC, Menick FJ. The subunit principle in nasal reconstruction. Plast Reconstr Surg 1985;76(2):239–247

Burget GC, Menick FJ. Aesthetic reconstruction of the nose. St. Louis: CV Mosby; 1994

Burget GC, Menick FJ. Nasal reconstruction: seeking a fourth dimension. Plast Reconstr Surg 1986;78(2):145–157

Burget GC, Menick FJ. Nasal support and lining: the marriage of beauty and blood supply. Plast Reconstr Surg 1989;84(2):189–202

Giberson WG, Freeman JL. Use of free auricular composite graft in nasal alar/vestibular reconstruction. J Otolaryngol 1992;21(2):153–155

Koranda FC, Webster RC. Trapdoor effect in nasolabial flaps: causes and corrections. Arch Otolaryngol 1985;111(7):421–424

Maves MD, Yessenow RS. The use of composite auricular grafts in nasal reconstruction. J Dermatol Surg Oncol 1988;14(9):994–999

McGregor JC, Soutar DS. A critical assessment of the bilobed flap. Br J Plast Surg 1981;34(2):197–205

Moore EJ, Strome SA, Kasperbauer JL, Sherris DA, Manning LA. Vascularized radial forearm free tissue transfer for lining in nasal reconstruction. Laryngoscope 2003;113(12):2078–2085

Quatela VC, Sherris DA, Rounds MMMF. Aesthetic refinements in forehead flap nasal reconstruction. Arch Otol HNS 1995

Sherris DA, Fuerstenberg J, Danahey D, Hilger PA. Reconstruction of the nasal columella. Arch Facial Plast Surg 2002;4(1):42–46

Shumrick KA, Smith TL. The anatomic basis for the design of forehead flaps in nasal reconstruction. Arch Otolaryngol Head Neck Surg 1992;118(4):373–379

Younger RA. The versatile melolabial flap. Otolaryngol Head Neck Surg 1992;107(6 Pt 1):721–726

Zitelli JA. The bilobed flap for nasal reconstruction. Arch Dermatol 1989;125(7):957–959

Zitelli JA, Fazio MJ. Reconstruction of the nose with local flaps. J Dermatol Surg Oncol 1991;17(2):184–189

第七章　面颊

概要

　　本章重点介绍面颊的重建原则。面颊可分为几个亚单位,包括颊外侧区(lateral cheek)、颊内侧区(medial cheek)、颧骨区(zygomatic area)和颊区(buccal area)。皮瓣应根据缺损所在的位置设计,需要特别注意的是累及下睑的内侧面颊和颧骨区的缺损,皮瓣设计应避免术后出现眼睑外翻。面颊的缺损修复通常需要广泛的逆切和潜行分离,以实现无张力缝合。

关键词:颊内侧区,颊外侧区,颈面部推进皮瓣,菱形皮瓣,转位皮瓣,潜行分离,颧骨

◆ 引言

　　面颊部边界是耳前皱襞、颧骨隆凸(malar eminence)和颧弓的上缘、眶下缘、鼻面沟、鼻唇沟和下颌骨下缘。面颊可分为内侧区、颧骨区、颊区和外侧区等亚单位(图 7.1)。颊内侧区和颊区的皮肤较厚,可在其下方的脂肪上自由移动。颊外侧区的皮肤位于腮腺上方,与下方的脂肪和筋膜粘连更紧密。颧骨区的皮肤[有时称为"麦格雷戈斑(McGregor's patch)"]与其下方的筋膜有牢固的纤维连接。

　　由于面颊部宽阔、轮廓相对平坦,切口最好设计在以上美学单位的交界处,并尽可能使用旋转和推进皮瓣。对于远离面部美学单位边界的缺损,不应使用旋转或推进皮瓣,而应选择转位皮瓣。在设计局部面颊部皮瓣时,皮瓣张力部位应设计在不会引起面部标志性器官(如眼睑、唇部、鼻翼等)扭曲变形的地方。带蒂岛状瓣有时可用于面颊部内侧、中间部位的修复,这些部位的皮下脂肪有利其上方的皮肤移动。如果可以将切口关闭并隐藏在鼻唇沟中,则该皮瓣更有价值。

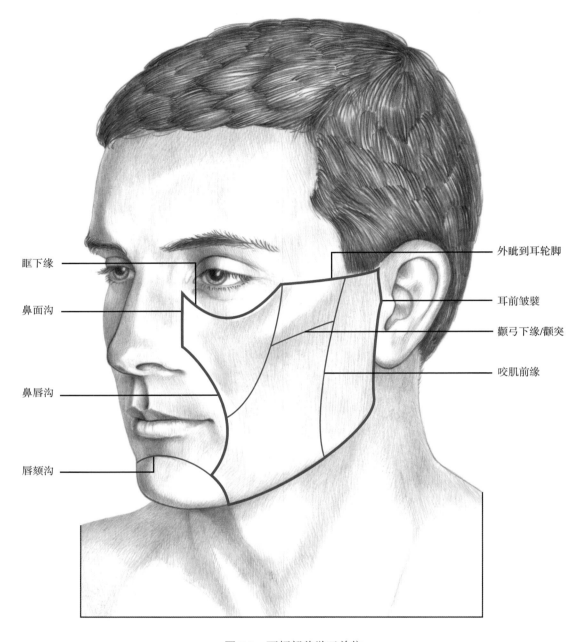

眶下缘

鼻面沟

鼻唇沟

唇颏沟

外眦到耳轮脚

耳前皱襞

颧弓下缘/颧突

咬肌前缘

图 7.1　面颊部美学亚单位

◆ 颊内侧区

　　颊内侧区的病损切除后,如果条件允许,可在面颊 - 鼻部交界处和鼻唇沟处拉拢缝合(图 7.2)。对于面颊 - 鼻部交界附近的病变,这种情况只需潜行分离面颊并将其推进,即可关闭创面(图 7.3)。为避免面颊与鼻部连接处的变形,皮瓣真皮的深层缝线应用 3-0 或 4-0 不可吸收缝线或慢吸收缝线固定在鼻骨或梨状孔的骨膜上。

　　对于面颊部皮肤足够松弛的患者,不直接与鼻部相邻的缺损仍可以在鼻面沟内闭合,如可通过切开邻近皮肤,在真皮下血管网(subdermal plexus)层面分离以获得简单的推进皮瓣(图 7.4 和图 7.5)。须再次强调应在梨状孔骨膜处上进行深层缝合,以防止鼻唇沟变形。

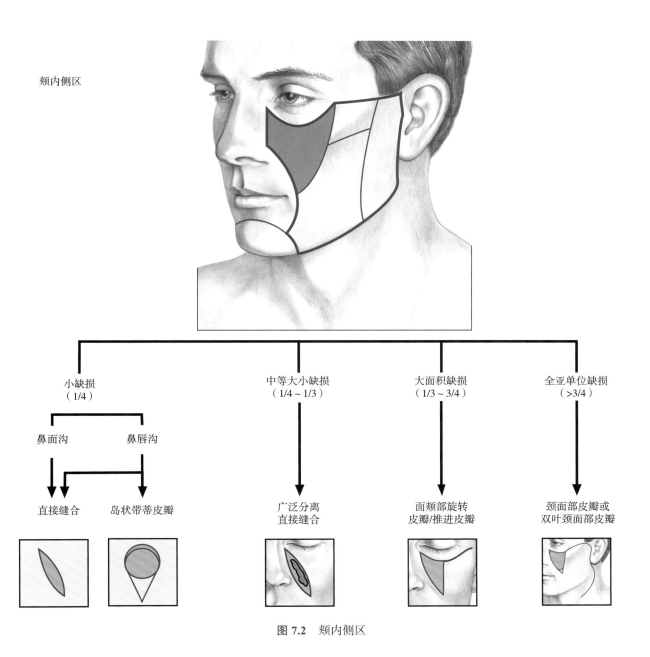

图 7.2　颊内侧区

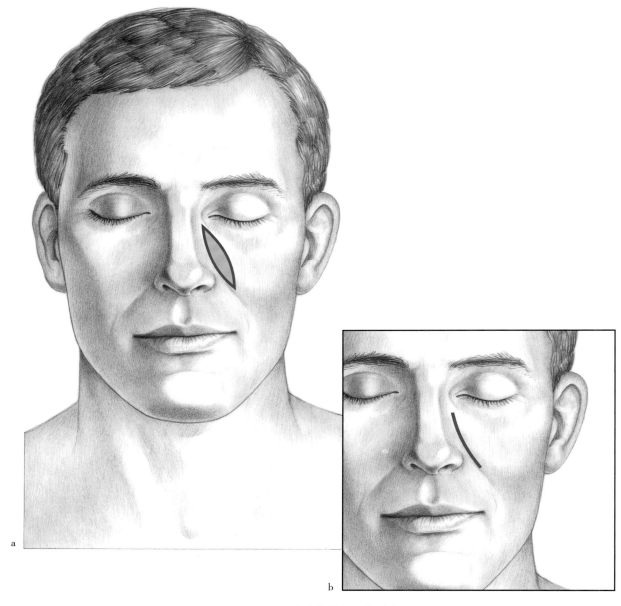

图 7.3 （a, b）直接缝合于鼻唇沟

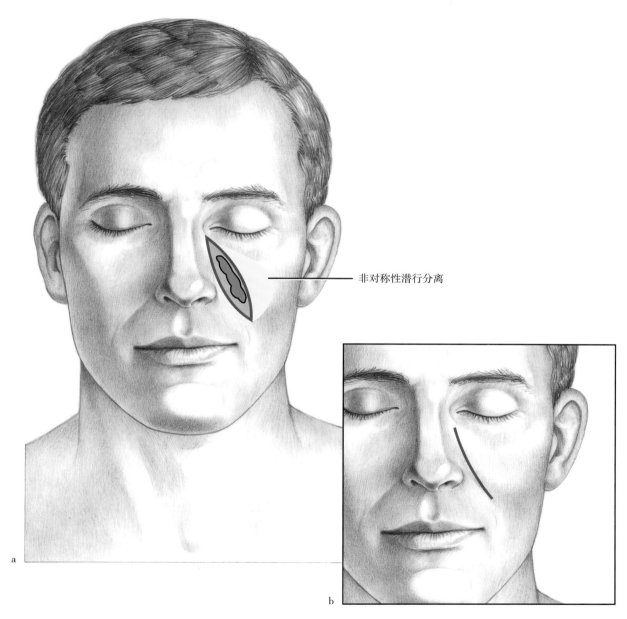

非对称性潜行分离

图 7.4 （a, b）面颊部推进皮瓣

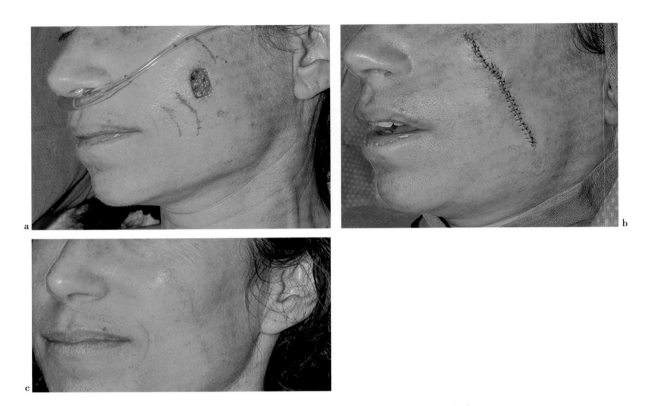

图 7.5 （a）面颊部缺损；（b）面颊部一期愈合；（c）创面愈合后观

　　当缺损过大以至于单纯的推进皮瓣无法直接关闭时，可沿眶缘（面颊部与眼睑美学亚单位的交界处）切开以形成面颊部旋转皮瓣（图 7.6 和图 7.7）。这个有用的皮瓣应在相同的皮下水平掀起。如缺损更大，辅助切口可以延伸形成颈面部旋转皮瓣（图 7.8 和图 7.9）。在临床实践中，外科医师可以在有限时期内进行连续的逆切（back cuts）制备旋转皮瓣，直至能以最小的张力及轻微的轮廓变形关闭缺损。逆切可以获取更多下颌下区和颈部的组织。应使用 4-0 长效可吸收缝线将该皮瓣的真皮层固定在眶下缘和外侧缘的骨膜上，以防止术后睑外翻。如果缺损深度大于皮瓣的厚度，可以在皮瓣转移到缺损区前，将一个局部的含有脂肪的耳后岛状瓣旋转到缺损深层。

　　对于非常大的颊内侧区缺损，可以使用耳后双叶颈面部皮瓣进行修复（图 7.10 和图 7.11）。如果耳后供区皮肤不够松弛以致无法关创，可以使用全厚皮移植闭合该处缺损。

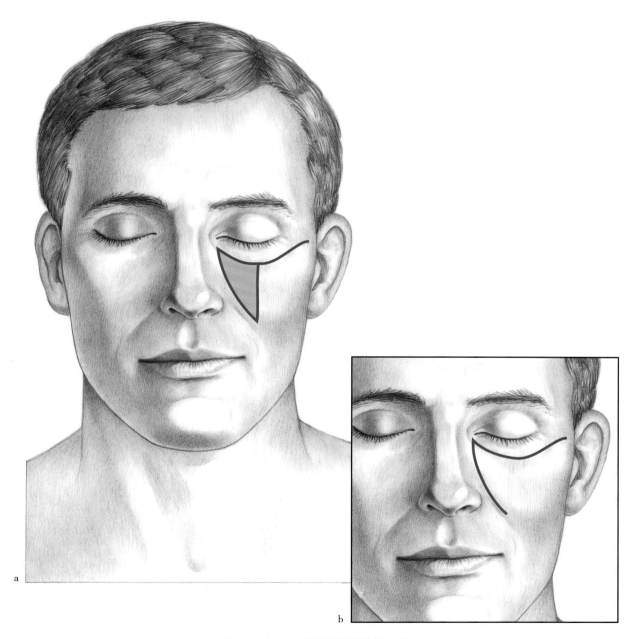

图 7.6 （a，b）单纯面颊部旋转皮瓣

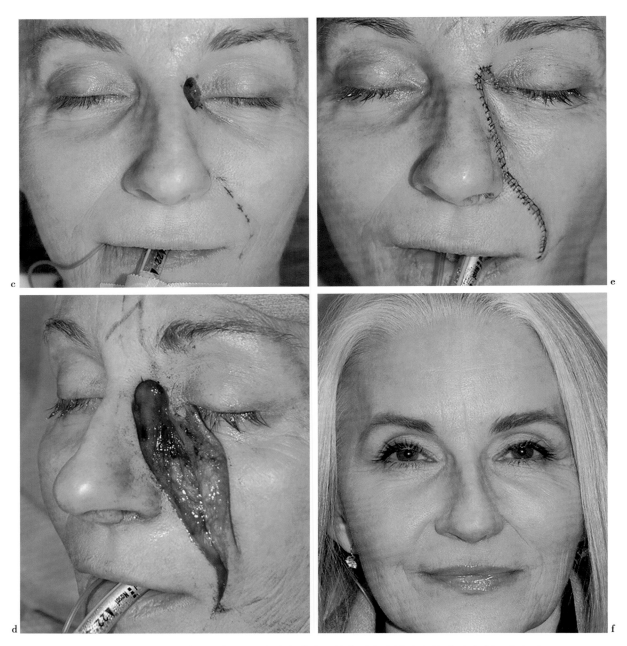

图 7.6（续）（c）颊内侧区缺损；（d）颊内侧蒂在下的鼻唇沟皮瓣；（e）缝合；（f）创面愈合后观

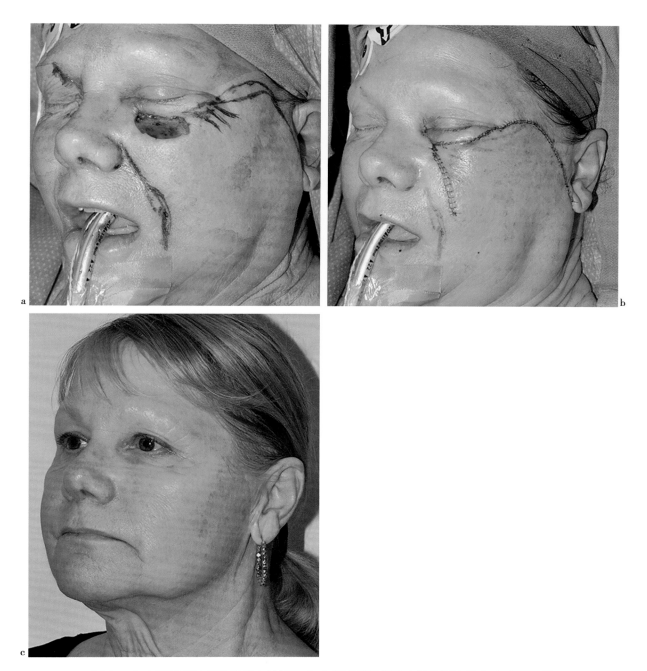

图 7.7　（a）面颊部缺损及旋转皮瓣设计;(b) 侧面旋转推进皮瓣关闭缺损;(c) 术后外观

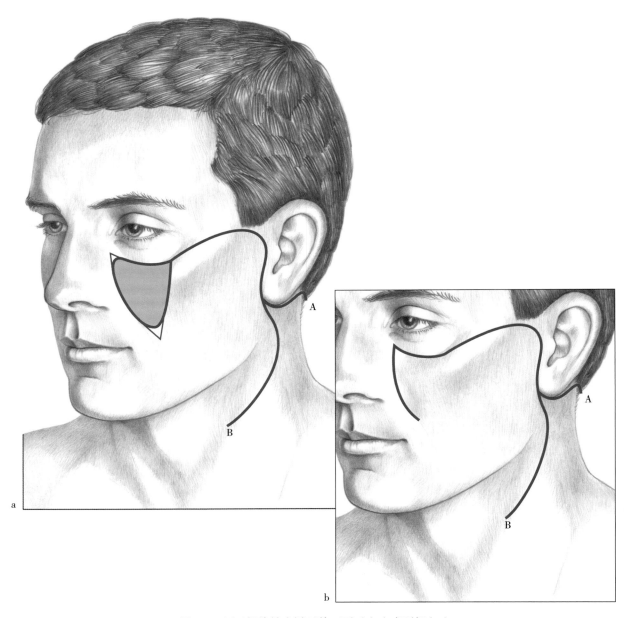

图 7.8　颈面部旋转皮瓣延伸至耳后（a）或颈部（b）

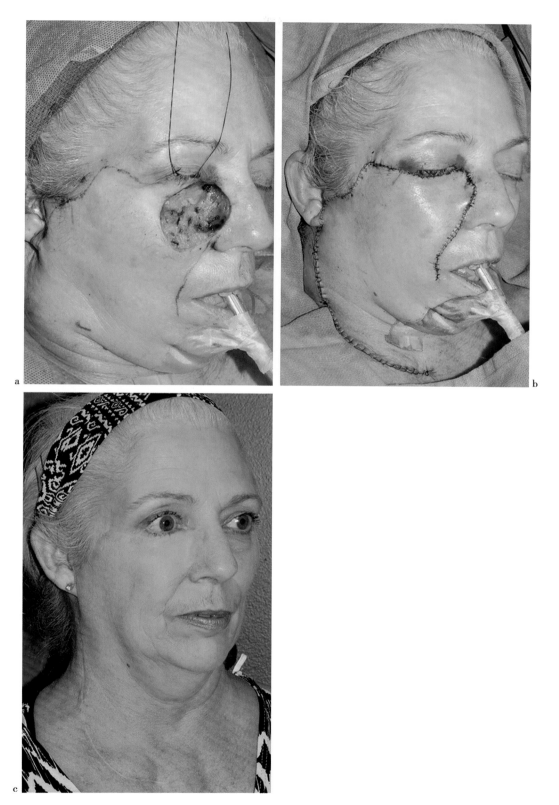

图 7.9 （a）面颊部缺损及颈面部皮瓣设计；（b）颈面部皮瓣缝合后；（c）术后外观

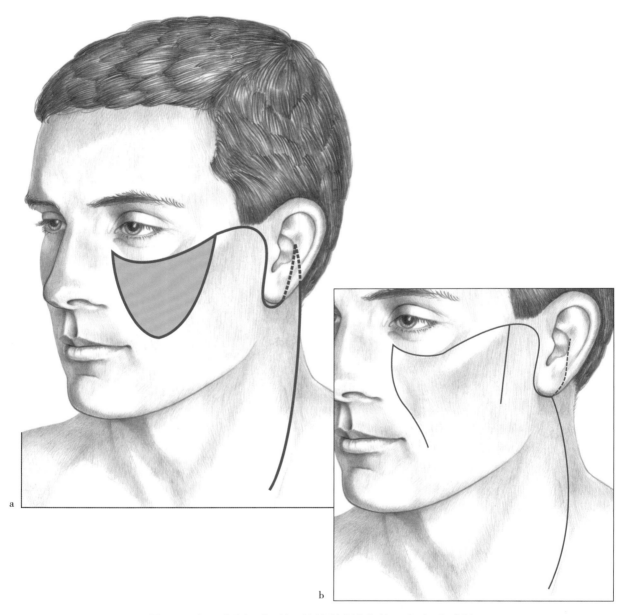

图 7.10 （a，b）用于大面积面颊部缺损修复的双叶颈面部皮瓣

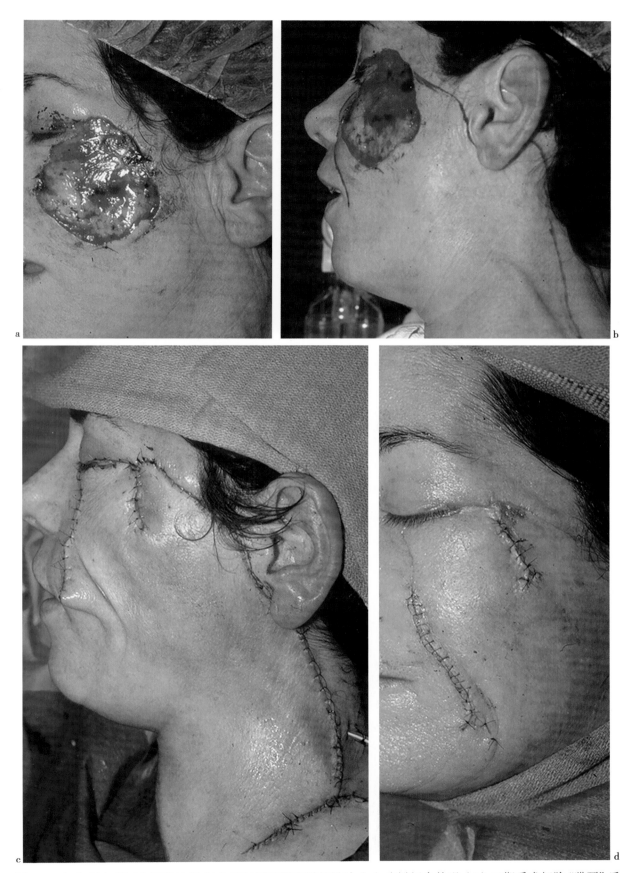

图 7.11　（a）颊内侧区大面积缺损；（b）双叶颈面部皮瓣的设计；（c）皮瓣闭合外观；（d）二期手术切除"猫耳"后（并非所有病例都需要）

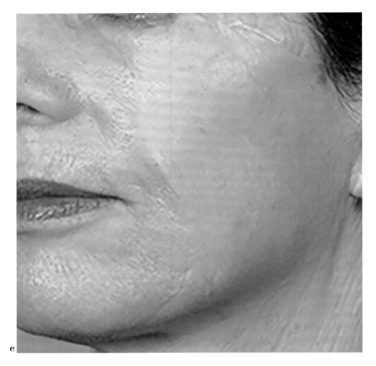

图 7.11（续）（e）术后长期外观

◆ 颊外侧区

大多数颊外侧区缺损可以直接缝合,或者采用类似于除皱术的面颊部推进皮瓣修复（图 7.12~图 7.14）。对于形状或位置不适于推进皮瓣的缺损,可采用转位皮瓣进行修复。经典的菱形皮瓣是一个很好的选择（图 7.15 和图 7.16）。三角形缺损或更偏向水平方向的缺损适合采用颈面部旋转皮瓣。整个颊外侧区的缺损也可以用颈面部旋转皮瓣修复。

颊外侧区较大的缺损通常采用颈面部旋转皮瓣修复（图 7.17）。切口可以设计在颈纹处,如图 7.18 所示,也可以设计在耳后区。M 成形术可用于避免立锥体形成,而无需将切口延伸至面颊前部（图 7.19 和图 7.20）。

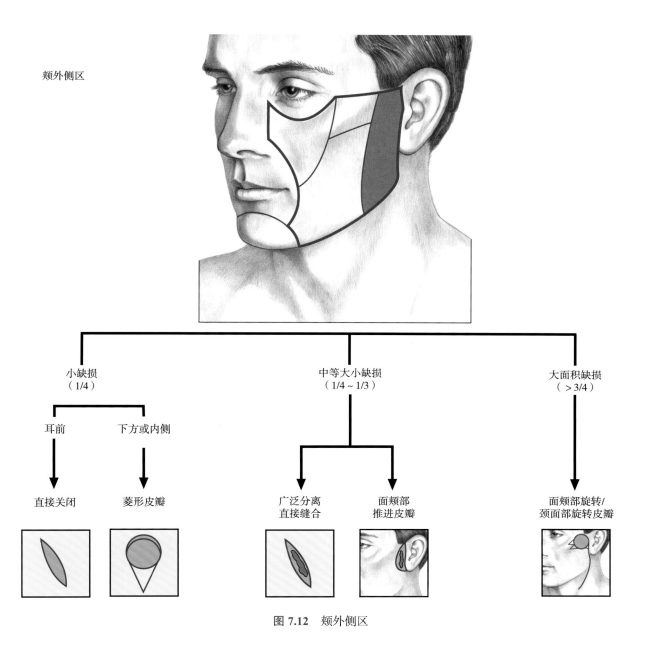

颊外侧区

小缺损
（1/4）

耳前

下方或内侧

直接关闭

菱形皮瓣

中等大小缺损
（1/4 ~ 1/3）

广泛分离
直接缝合

面颊部
推进皮瓣

大面积缺损
（＞3/4）

面颊部旋转/
颈面部旋转皮瓣

图 7.12 颊外侧区

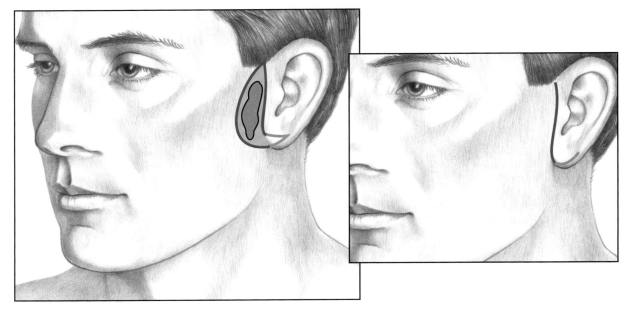

图 7.13　类除皱术的皮瓣关闭颊外侧区缺损

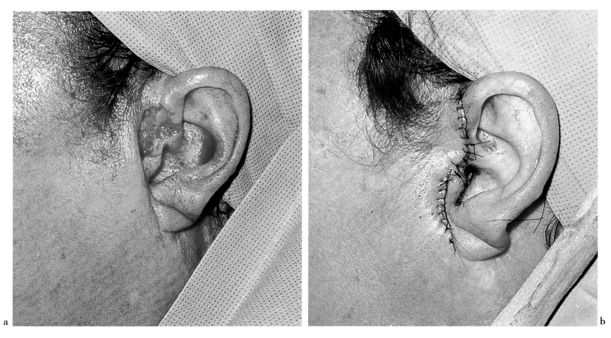

图 7.14　（a）位于耳前的面颊部缺损；（b）类除皱术的面颊部推进皮瓣直接缝合后外观

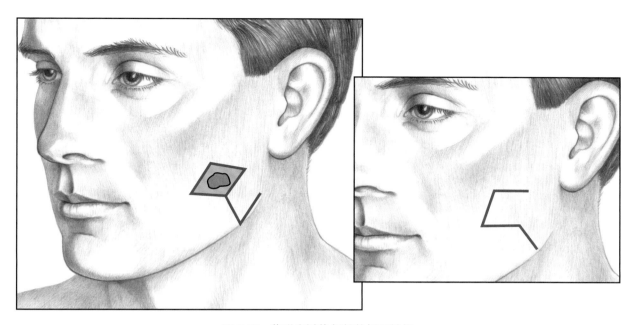

图 7.15 菱形皮瓣修复颊外侧区缺损

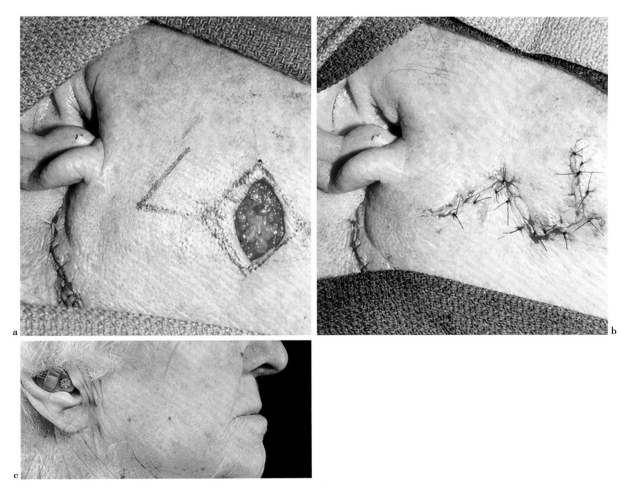

图 7.16 （a）设计菱形皮瓣关闭颊外侧区缺损；（b）缝合后；（c）术后外观

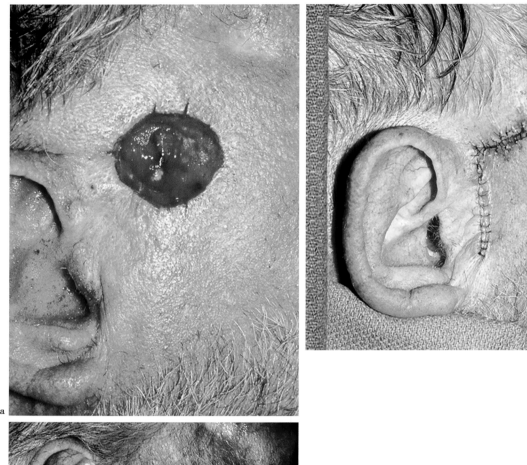

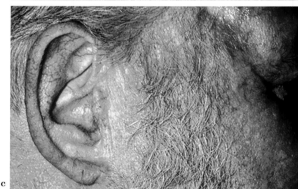

图 7.17 （a）面颊部缺损；（b）旋转皮瓣关闭外侧面颊部缺损；（c）术后外观

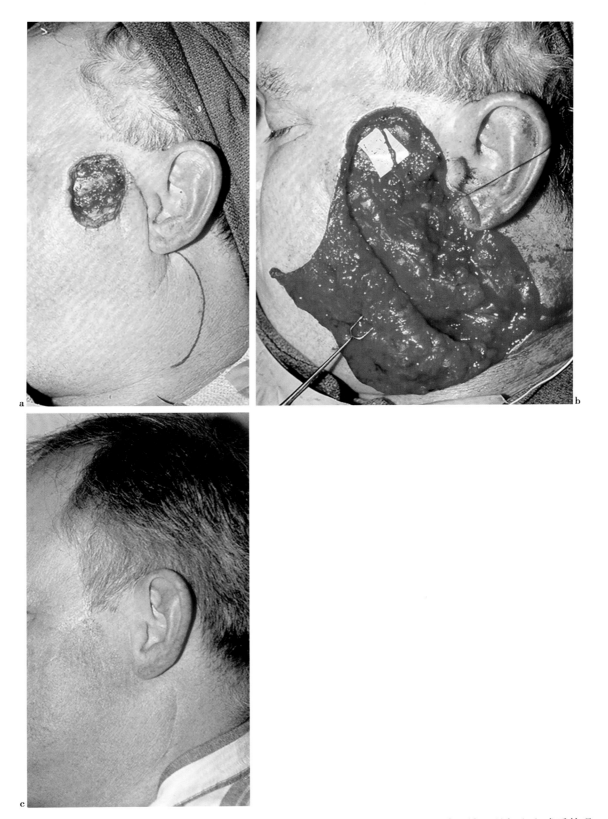

图 7.18 （a）设计颈面部皮瓣延伸至颈纹；（b）掀起面颊部皮瓣，缝合神经移植物重建面神经颞支；（c）术后外观

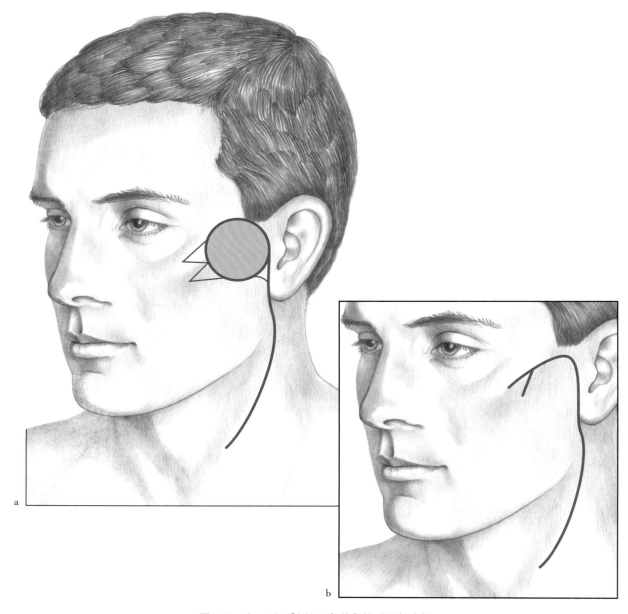

图 7.19 （a，b）采用 M 成形术的颈面部皮瓣

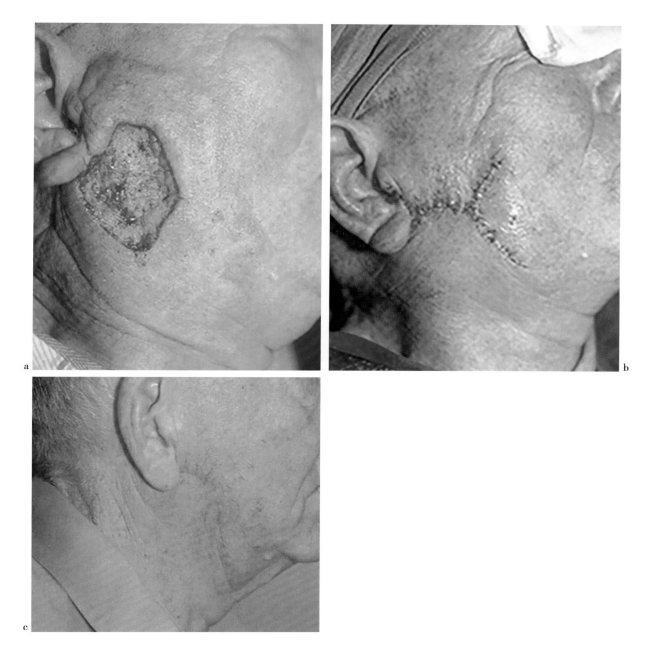

图 7.20　（a）颊外侧区较大缺损；（b）颈面部皮瓣和 M 成形术闭合；（c）术后外观

◆ 面颊部颧骨区亚单位

　　面颊部颧骨区的缺损通常可以采用直接闭合、颞额或颊外侧的转位皮瓣、面颊部旋转或推进皮瓣进行修复（图 7.21 和图 7.22）。在颧弓区及颊外侧区分离皮瓣时，需特别注意在真皮下神经丛的深面，以避免损伤面神经额支，该分支在此处的走行很浅。当缺损接近眼睑时，在眶外侧缘采用 3-0 或 4-0 的长效可吸收缝线悬吊缝合于外侧眶缘，以提供支撑，避免术后睑外翻。

颧骨区

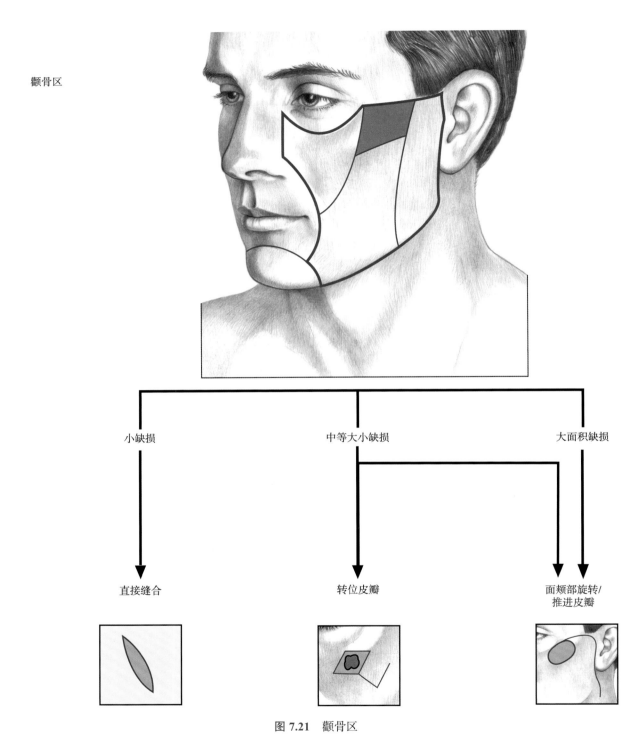

图 7.21　颧骨区

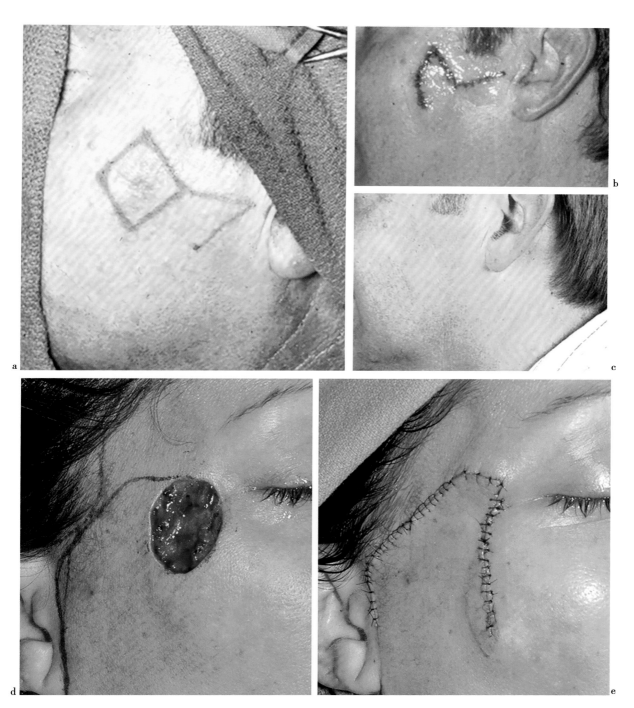

图 7.22 （a）菱形皮瓣用于颧骨区病损修复;（b）皮瓣缝合后;（c）术后外观;（d）面颊部颧骨区缺损;（e）旋转皮瓣

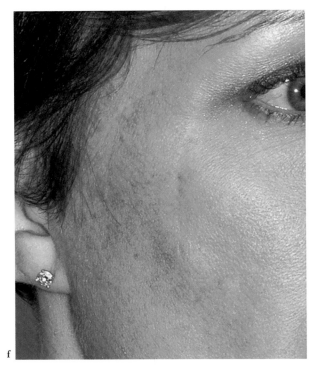

图 7.22（续）（f）术后外观

◆ 面颊部颊区亚单位

如条件允许，面颊中部的缺损主要在松弛皮肤张力线处闭合（图 7.23）。面颊中部的中小缺损可用菱形皮瓣、音符皮瓣（note flap）或双叶皮瓣闭合（图 7.24 和图 7.25）。皮瓣的分离平面应深达真皮下神经丛面。最大的缺损通常用颈面部旋转皮瓣修复，颊区的全层缺损通常用局部皮瓣或游离皮瓣修复，这超出了本书叙述的范围。

颊区

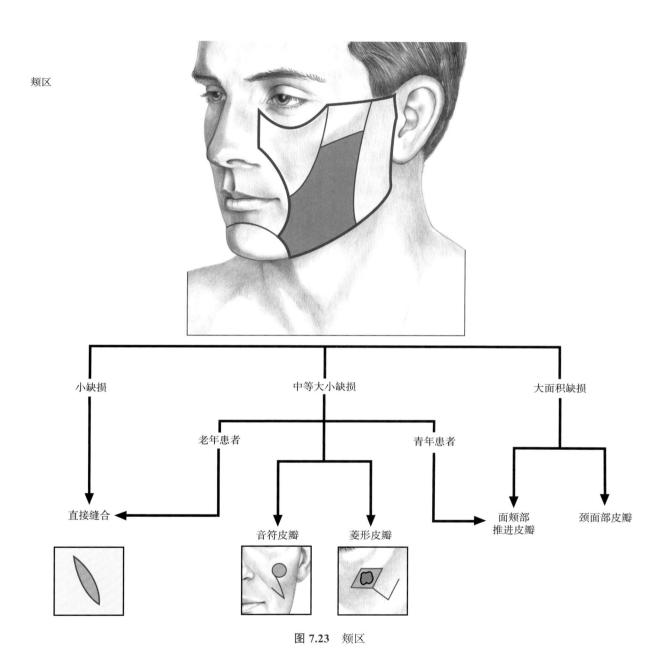

图 7.23 颊区

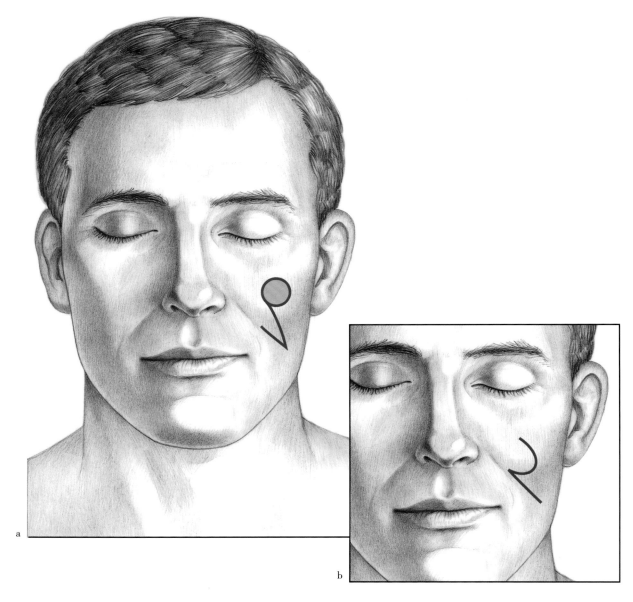

图 7.24 （a, b）面颊部音符皮瓣

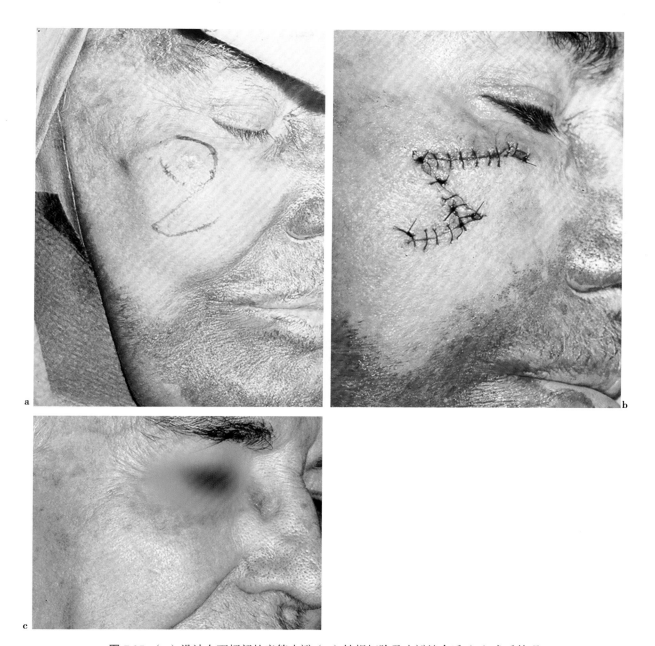

图 7.25 （a）设计在面颊部的音符皮瓣；（b）缺损切除及皮瓣缝合后；（c）术后外观

◆ 面颊部 / 下睑和面颊部 / 鼻部缺损

　　面颊部 / 下睑和面颊部 / 鼻部的复合缺损非常常见,值得阐述。下睑和面颊部同时缺损的最佳
重建方法是采用面颊部旋转推进皮瓣来重建眼睑前层,联合睑板结膜瓣或鼻中隔黏膜 - 软骨复合移
植来重建眼睑后层（图 7.26）。鼻中隔复合移植物通常太厚,不是重建眼睑后层的最佳方法,但在睑
板结膜瓣不可用或不实用的情况下,仍是一种替代方法。当使用复合移植物时,应削薄软骨。为获得
更好的组织匹配,下睑区域的面颊部旋转推进皮瓣应适当削薄。此外,在内眦和外眦区域,使用真皮 -
骨膜悬吊缝合防止睑外翻极其重要。

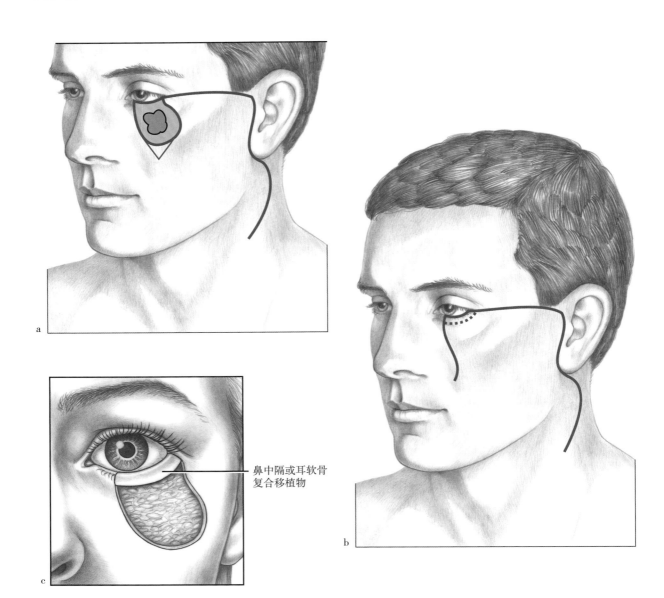

鼻中隔或耳软骨
复合移植物

图 7.26 （**a-c**）颈面部旋转皮瓣用于下睑和面颊部的复合缺损修复

　　面颊部 / 鼻部复合缺损常常分别采用不同的技术进行重建,以避免鼻面沟变浅。通常,涉及较少亚单位的缺损可以通过简单的局部组织推进和真皮 - 骨膜缝合来修复,以防止鼻面沟变浅。进而涉及更多亚单位修复的第二个皮瓣。该区域较大的缺损最好采用额部皮瓣修复鼻部缺损,面颊部旋转推进皮瓣修复面颊部缺损（**图 7.27** 和 **图 7.28**）。如果面颊部缺损太大,可以选择双叶颈面部皮瓣（**图 7.29**）。同样,这两个皮瓣均行真皮 - 骨膜缝合固定到鼻面沟中。这些患者应被告知可能需要再次修整连接处。

　　最后,部分面颊部与眼睑复合缺损或面颊部与鼻部复合缺损的患者还同时接受了部分上颌骨切除术。我们发现在皮瓣修复的同期,采用颅骨外板移植物（split calvarial bone grafts）和上颌骨板移植（maxillofacial plates）可以可靠地重建皮瓣下方的上颌骨。当这些骨移植物用来重建上颌骨时,并不需要额外的窦内黏膜组织（intrasinus lining）,因为黏膜组织在移植物上有再生趋势。鼻内黏膜则需要重建,因为这个区域的黏膜组织不容易快速再生,暴露的骨移植物很容易吸收。

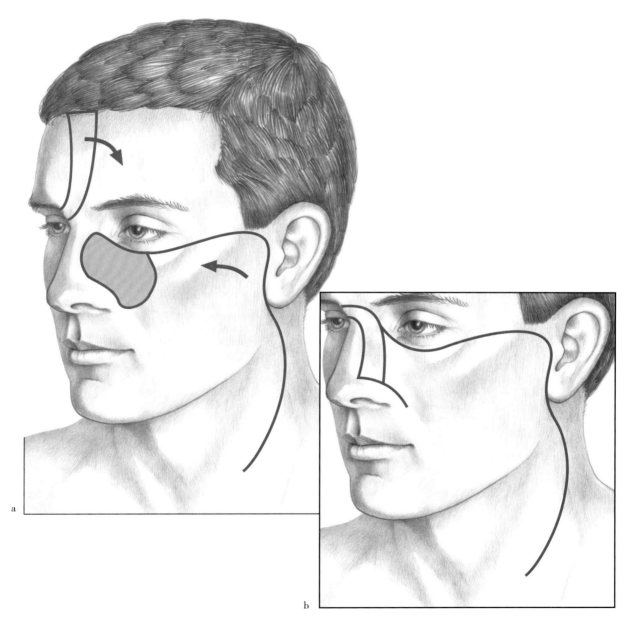

图 7.27 （a, b）采用额部皮瓣和面颊部皮瓣修复面颊部 / 鼻部复合缺损

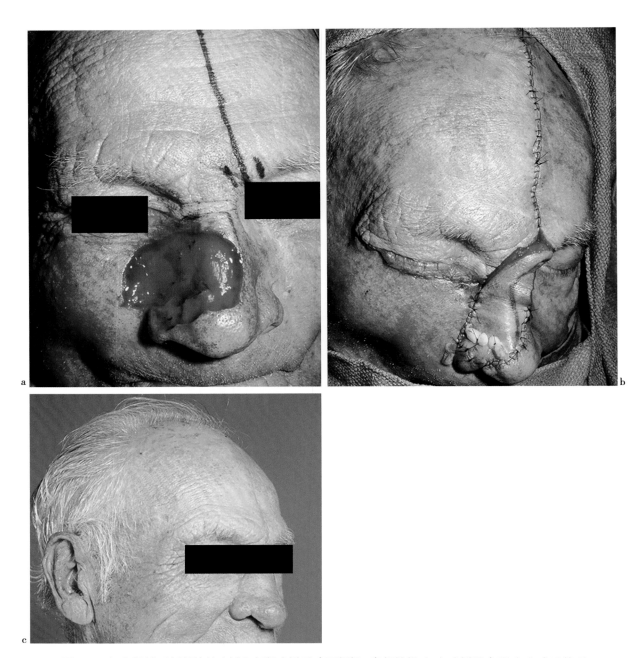

图 7.28 （a）设计面颊部旋转皮瓣和额部皮瓣重建面颊部 / 鼻部缺损；(b) 皮瓣缝合后；(c) 术后外观

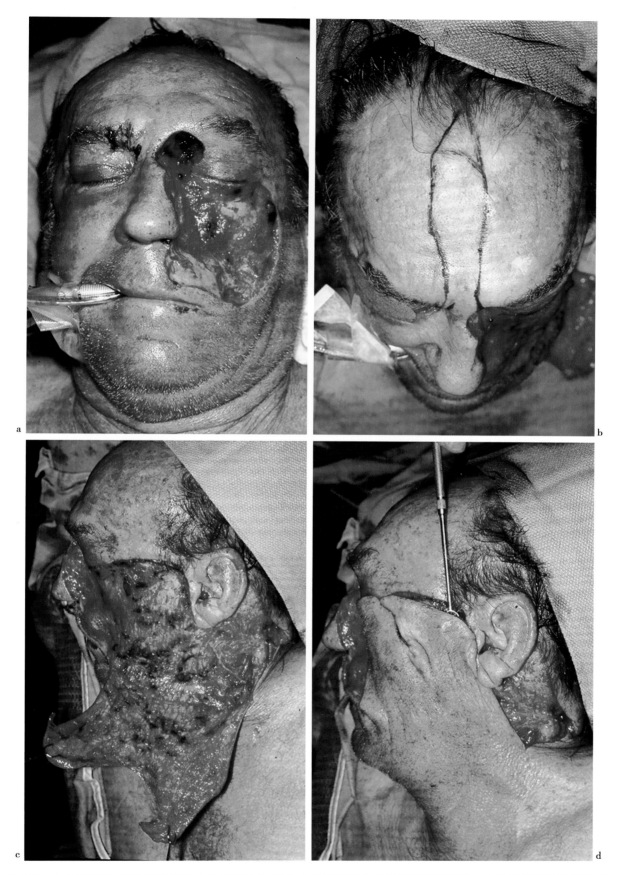

图 7.29 （a）面颊部、眼睑和鼻部较大的皮肤缺损；（b）大的额旁正中皮瓣用于鼻部重建。由于患者发际线较高，额部的供区缺损主要在中线缝合；（c）掀起大面积的双叶颈面部皮瓣；（d）双叶皮瓣移植到位

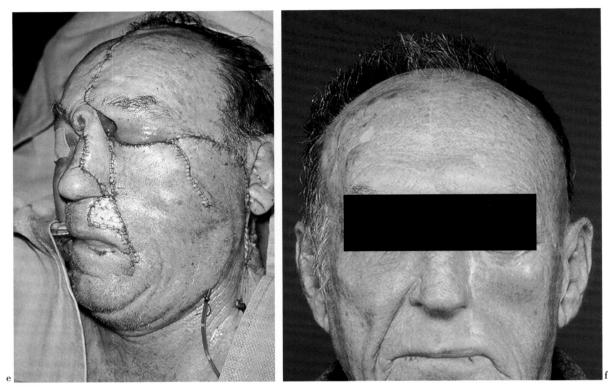

图 7.29（续）（e）皮瓣缝合到位；用全厚皮片移植重建上唇；（f）术后外观

推荐阅读

Becker FF. Rhomboid flap in facial reconstruction: new concept of tension lines. Arch Otolaryngol 1979;105(10):569–573

Borges AF. The rhombic flap. Plast Reconstr Surg 1981;67(4):458–466

Cook TA, Davis RE. Cheek reconstruction. Oper Tech Otolaryngol—Head Neck Surg 1993;4:31–36

Cook TA, Israel JM, Wang TD, Murakami CS, Brownrigg PJ. Cervical rotation flaps for midface resurfacing. Arch Otolaryngol Head Neck Surg 1991;117(1):77–82

Davison SP, Sherris DA, Meland NB. An algorithm for maxillectomy defect reconstruction. Laryngoscope 1998;108(2):215–219

Juri J, Juri C. Cheek reconstruction with advancement-rotation flaps. Clin Plast Surg 1981;8(2):223–226

Larrabee WF Jr, Trachy R, Sutton D, Cox K. Rhomboid flap dynamics. Arch Otolaryngol 1981;107(12):755–757

Weisberger EC, Hanke W. Reconstruction of full-thickness defects of the cheek. Arch Otolaryngol 1983;109(3):190–194

第八章　耳

概要

这一章节着重于耳郭再造的具体注意事项。耳郭再造涉及软骨支架，皮肤与软骨膜的密切关系，是十分典型的复杂重建技术。本章重点介绍了基于耳不同缺损部位的重建方案，从基本的耳垂缺损一期修复到应用肋软骨移植和分期皮瓣的全耳郭再造。特别需要注意的是软骨膜与重建策略间的密切关系。

关键词：耳轮推进瓣，管状带蒂皮瓣，耳轮，耳甲，支撑，星形楔状切除，耳后皮瓣，软骨采取

耳是由独特的弹性软骨支架组成的。外侧面看，耳郭支架被一个无弹性的薄皮肤所覆盖，下层皮下组织稀少。外侧面的耳郭皮肤与软骨膜紧密相连，因此能够充分显示下方耳郭软骨的细节结构。内侧面、皮肤深层有更多的皮下组织，且与软骨膜的粘连没有那么紧密。由于耳郭轮廓极为复杂，按照耳郭亚单位进行划分与重建并不现实。相反，在考虑重建时，根据耳郭的凹陷或凸起的区域进行划分修复更有效（**图 8.1**）。

耳郭凹陷处的软骨对耳的外观不那么重要，可将其用作面部其他部位的移植材料。来自耳甲腔的软骨可用于鼻和眼睑的重建。来自耳轮上部的复合移植物对鼻部重建有重要价值。耳甲腔的皮肤 - 软骨膜复合物组织对鼻部重建非常有用，这类移植物可以用来修复部分厚度的鼻翼缺损且后期的收缩程度最小。

耳郭缺损的位置、深度和大小都是在选择合适的重建策略时必须考虑的因素。如果缺损只累及皮肤且位于耳郭的凹陷区，通常通过二期愈合仍可获得可接受的美学效果。覆盖在凸面上的皮肤缺损通过二期愈合往往效果不好，但为了避免手术治疗，有些患者可以接受这样的效果。耳郭凸面上的小缺损可以用 FTSG 进行修复，或者从凹陷区移动邻近皮肤组织来修复，这样凹陷区的供区皮肤缺损可以通过二期愈合修复（**图 8.2**）。

累及前部皮肤及软骨的耳甲腔缺损可应用全厚皮移植，或者耳后"旋转门"皮瓣（**图 8.3** 和 **图 8.4**）。"旋转门"皮瓣利用了耳后区域的皮肤组织形成岛状带蒂皮瓣来重建前部耳甲腔。这个皮瓣大约有三分之一的皮肤来自耳郭背面，三分之二来自耳郭后沟的皮肤。供区缺损可直接拉拢一期缝合。

耳甲腔区域的贯穿性全程缺损可用分期的耳后岛状皮瓣修复。在第一期手术中，先制备一个以耳后皮肤为蒂的岛状皮瓣，将皮瓣边缘缝合于耳前皮肤缺损处。二期手术可在一期术后 3 周或更久的时间后进行，将蒂部及下方大量的皮下组织切断，继发的缺损可联合应用直接闭合和全厚皮移植的方式进行修复。

累及耳轮或耳郭边缘的单纯皮肤缺损可以应用耳后邻近区域的局部皮瓣修复。耳垂或耳轮前方的皮肤缺损可以应用一期皮瓣修复，而耳郭中部的缺损可能需要分期修复，需要 3 周后二期手术断蒂。

　　耳垂撕裂伤很常见,通常由耳环从耳洞底部撕脱所致。单纯缝合可能导致耳垂边缘出现切迹,因此应在修复过程中结合 Z 成形术(图 8.5)。Z 成形术中的每个臂应该是 15 号刀片的宽度。患者术后 3 至 6 个月内不宜再刺穿耳洞,否则耳垂可能会再次撕裂。在此期间可以佩戴夹式耳环。

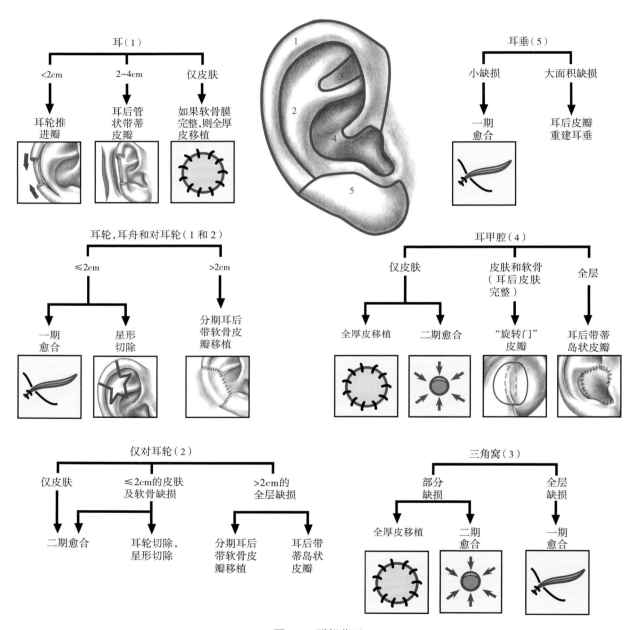

图 8.1　耳郭分区

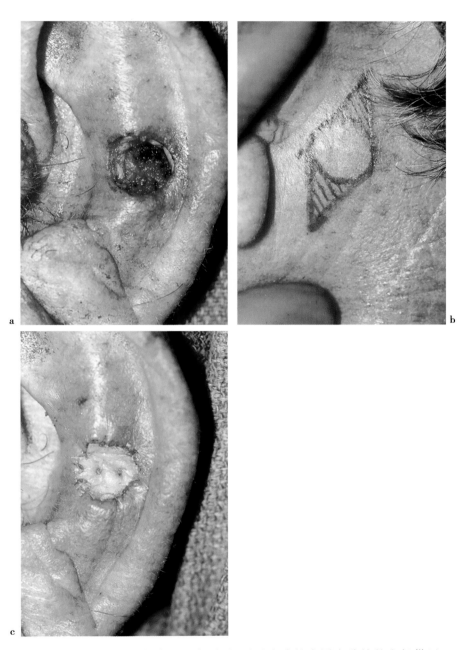

图 8.2 （a）耳郭凸起部位的缺损；（b）耳后皮肤是全厚皮移植的良好供区；
（c）耳后全厚皮移植并缝合到位

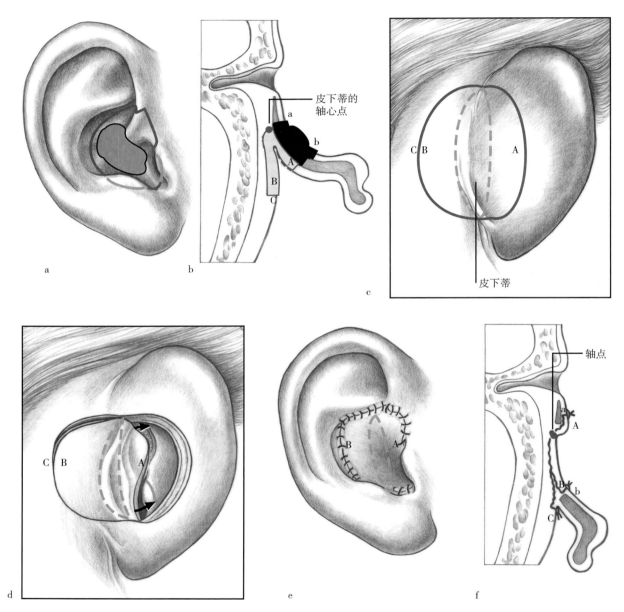

图 8.3 （a-f）耳后"旋转门"皮瓣

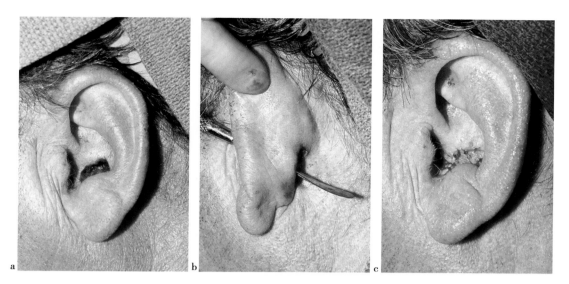

图8.4 （a）累及正面皮肤与软骨的耳甲腔缺损；（b）耳后皮肤切开分离后形成了一个贯通性缺损，皮瓣前推覆盖缺损；（c）皮瓣缝合到位，耳后皮肤拉拢缝合

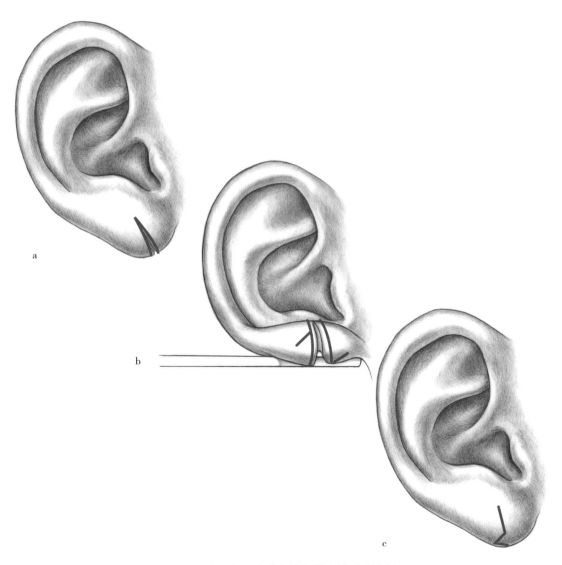

图8.5 （a-c）Z成形术修复撕裂性耳垂缺损

　　更为广泛的耳垂缺损可以用耳后皮瓣修复（图8.6）。分离皮瓣时，皮下组织被掀起的平面应深达乳突骨膜，以更好地重建耳垂饱满的自然外观。在关闭创面前，应适当修剪皮瓣的深层组织。鼻中隔软骨有时需置于皮瓣之间以避免重建的耳垂后期出现挛缩。

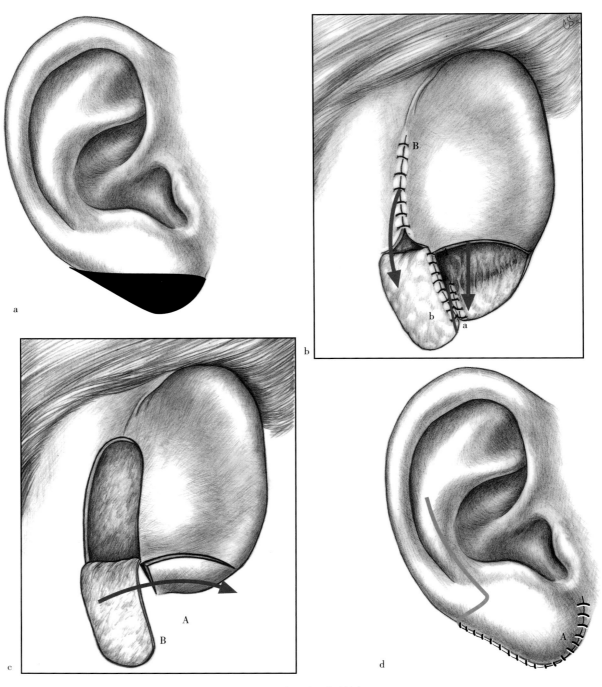

图8.6 （a-d）耳垂修复

　　累及耳轮皮肤和软骨的缺损,当缺损 <2cm 时,可用耳轮推进瓣修复(图 8.7 和图 8.8)。这些皮瓣一般沿着耳轮方向掀起,根据组织推进的方向决定是单侧推进的长瓣还是双侧推进的短瓣。分离时,仅切开前方的皮肤和软骨,耳后皮肤需作广泛的潜行分离以便组织推进。这样皮瓣的血供主要来源于耳轮的基底部及耳后的皮肤。软骨断端用 5-0 或 6-0 可吸收缝线重新固定,线结尽量隐藏于内侧。耳轮皮瓣闭合后,多余的耳后皮肤将予以切除。在皮瓣背面切除软骨的 Burow 三角以减少创口闭合的张力。皮肤将用 6-0 单股不可吸收缝线进行缝合。

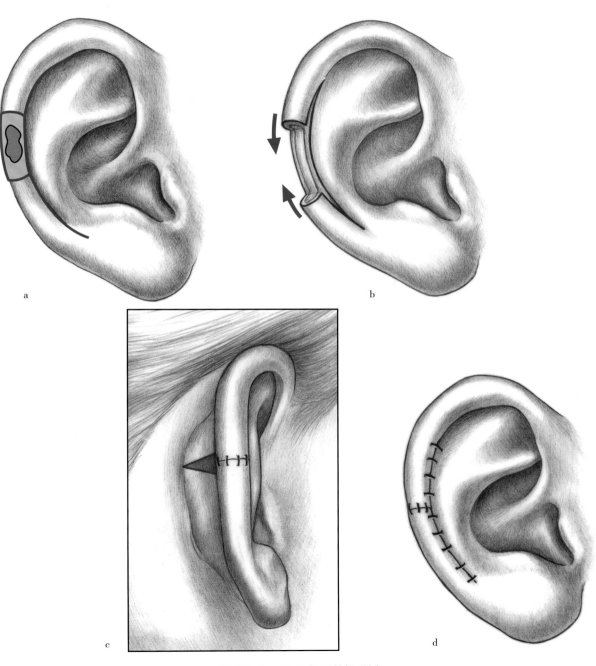

图 8.7　(a-d)双侧耳轮推进瓣

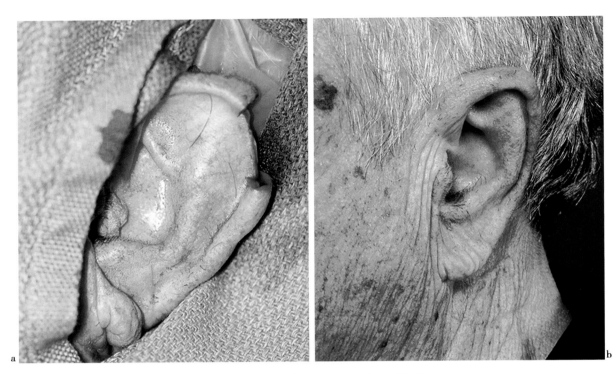

图 8.8 （a）耳轮缘全层缺损;（b）术后外观

累及皮肤与软骨的大面积耳轮缺损可用管状双蒂耳后皮瓣进行修复（图 8.9 和图 8.10）。在一期手术中,制备双蒂耳后皮瓣并使其包绕同侧或对侧获取的耳甲软骨移植物。皮瓣制备时,经常需要动员耳郭后沟到发际线这个区域的所有皮肤。一期术后 3 周,皮瓣的上端被切断并旋转覆盖于缺损处。将尽可能多的皮瓣缝合于供区,并将蒂保留在下部。下方的蒂部对改善皮瓣的静脉回流和动脉血供有重要作用。3 周或更长时间以后,蒂部将被切断并植入。供区如果不能直接缝合关闭则进行皮肤移植。

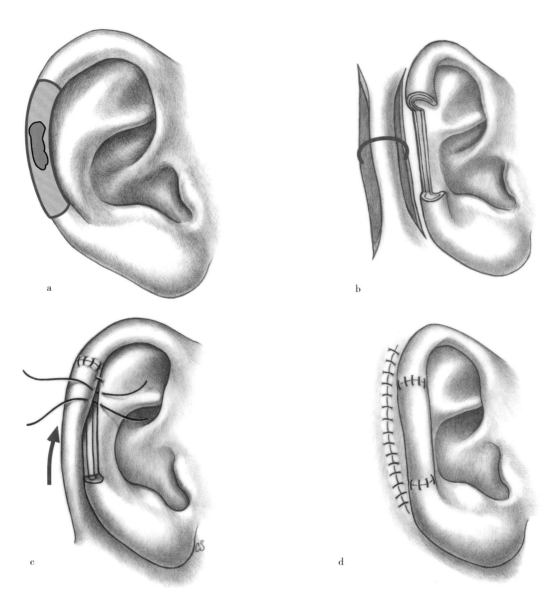

a

b

c

d

图 8.9 （**a-d**）管状双蒂耳后皮瓣

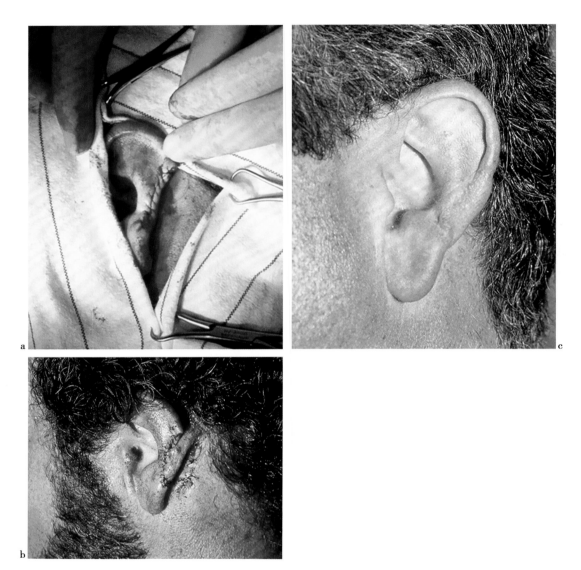

图 8.10 （a）耳轮全层缺损；（b）管状皮瓣缝合到位；（c）二期断蒂后数月术后外观

　　累及耳轮与对耳轮邻近组织且不超过 25% 耳郭面积的全层缺损,可以一期修复。星形切除有助于防止伤口闭合张力过大及软骨的屈曲变形(图 **8.11** 和图 **8.12**)。当切除完成后,首先用 5-0 慢吸收缝线行软骨贯穿对位缝合,缝合时应包括软骨膜。将线结埋藏于内侧面以减少缝线暴露的风险。皮肤缝合可用 5-0 或 6-0 的尼龙线,术后 5~7 天拆除。这个方法术后耳郭外形良好,但明显小于对侧耳郭。

　　对更大的耳轮缺损,可采取楔形切除,这会使得耳郭轻度变小,并可采用耳轮推进瓣关闭创口(图 **8.13**)。这种方法结合了楔形切除与耳轮推进瓣技术。

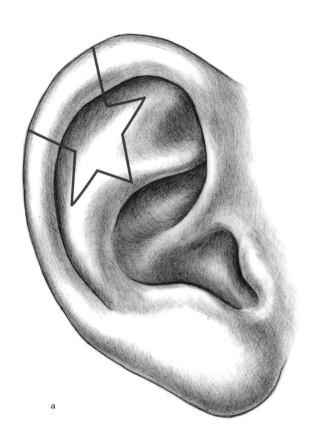

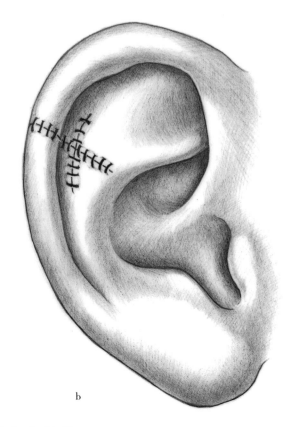

图 8.11 (a,b)星形 - 楔形切除

147

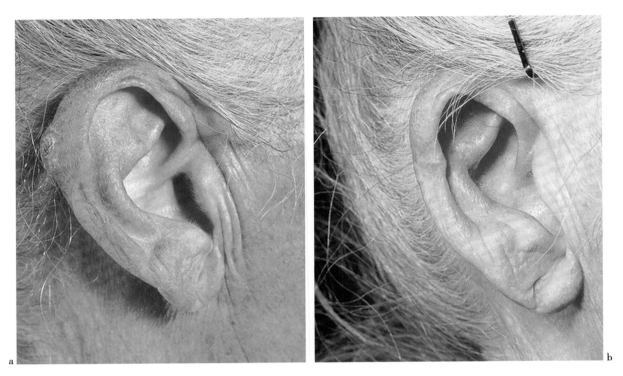

图 8.12 （a）耳轮边缘处病损；（b）星形切除术一期修复后外观

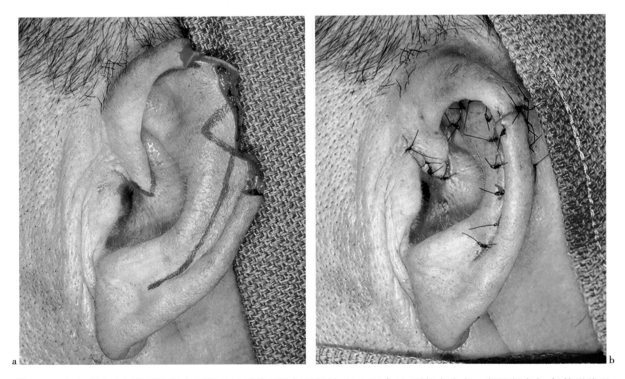

图 8.13 （a）联合应用楔形切除与耳轮推进瓣修复缺损的设计；（b）闭合后，耳郭大小有一定程度减小，但外形美观

　　累及耳轮、对耳轮中三分之一及部分耳甲的大范围缺损,常常需要分期耳后皮瓣修复(图 **8.14**)。在一期手术中,获取肋软骨并雕刻成与缺损相匹配的移植物后缝合于耳郭软骨缺损处。耳后皮瓣推进后覆盖于移植物上,并将其与缺损前的耳郭皮肤对位缝合。尽可能保留耳郭后沟皮肤。3 周后,皮瓣断蒂,皮瓣的剩余部分用于重建耳郭背面(如图 **8.14a** 虚线所示)。虚线代表了二期手术的切口,此处的皮肤将在二期手术中被翻转到耳郭背面。剩余的皮肤缺损将用皮肤移植的方法闭合。行油钉固定或者三角形缝合,这样有助于耳舟的重塑。

　　大面积的耳郭修复重建则需要肋软骨移植结合颞顶筋膜瓣,有时还采用组织扩张法。这些修复方法不在本书中叙述,读者可以参照 Brent 的临床经验。

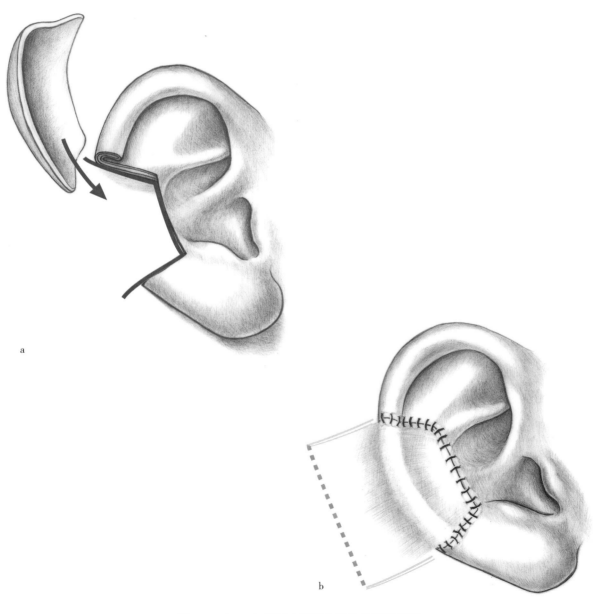

图 8.14 (**a,b**)耳后皮瓣联合肋软骨移植修复

推荐阅读

Antia NH, Buch VI. Chondrocutaneous advancement flap for the marginal defect of the ear. Plast Reconstr Surg 1967;39(5):472–477

Brent B. Reconstruction of traumatic ear deformities. Clin Plast Surg 1978;5(3):437–445

Brent B, Byrd HS. Secondary ear reconstruction with cartilage grafts covered by axial, random, and free flaps of temporoparietal fascia. Plast Reconstr Surg 1983;72(2):141–152

Bumsted RM. Methods of therapy and reconstruction of malignant auricular neoplasms. Facial Plast Surg 1987;5(1):19–27

Bumsted RM, Ceilley RI. Auricular malignant neoplasms. Identification of high-risk lesions and selection of method of reconstruction. Arch Otolaryngol 1982;108(4):225–231

Chen C, Chen ZJ. Reconstruction of the concha of the ear using a postauricular island flap. Plast Reconstr Surg 1990;86(3):569–572

Converse JM. Traumatic deformities of the auricle. In: Surgical Treatment of Facial Injuries. Baltimore: Williams & Wilkins; 1974:11289–11334

Field LM. The single-pedicle retroauricular advancement flap. J Dermatol Surg Oncol 1988;14(7):722–727

Krespi YP, Ries WR, Shugar JMA, Sisson GA. Auricular reconstruction with postauricular myocutaneous flap. Otolaryngol Head Neck Surg 1983;91(2):193–196

Mellette JR Jr. Ear reconstruction with local flaps. J Dermatol Surg Oncol 1991;17(2):176–182

Millard DR Jr. Reconstruction of one-third plus of the auricular circumference. Plast Reconstr Surg 1992;90(3):475–478

Sanniec K, Harirah M, Thornton J. Ear Reconstruction after Mohs Cancer Excision: Lessons Learned from 327 Consecutive Cases. Plast Reconstr Surg 2019;144(3):719-729

第九章　唇和颏部

概要

本章着重介绍唇和颏部缺损的重建,目的在于恢复口腔的言语及进食功能。唇部重建方法根据缺损大小确定,较小的缺损绝大多数可直接闭合,缺损较大时需要应用良好设计的皮瓣修复。口角的重建更具挑战,该处重建原则将在本章中进行讨论。

关键词:Estlander 皮瓣,Abbe 瓣,双侧推进皮瓣,Karapandzic 皮瓣,Bernard-Burow 皮瓣,Gilles 扇形皮瓣,口角,唇红缘

面部的下三分之一主要由唇部构成,它是进行言语和表达交流的重要器官。其重建需要兼顾功能和美学。口周重建的目标是恢复口腔功能,获得足够张口度和活动度,以及正常的解剖比例。当重建目标无法全部实现时,口腔功能和张口度是最重要的。

唇部由三层组成:黏膜、口轮匝肌和皮肤。随着年龄的增长,皮肤厚度和口周弹性下降,牙列和前颌骨的缺失都造成了唇部冗余。在许多情况下,这些变化为重建提供了额外组织。

口轮匝肌是唇部的主要组织,缺乏骨附着。唇部的血液供应来自面动脉的上唇动脉和下唇动脉两个分支。主要的动脉分支走行于口腔黏膜和口轮匝肌之间。

唇和口腔周围区域形成口(唇)面部美学单位(图 9.1)。上唇分为两个外侧亚单位和一个内侧亚单位,应当尽可能将每个亚单位作为一个整体进行重建。下唇由一个皮肤亚单位组成。唇的上下黏膜部分是两个独立的亚单位。颏部是一个独立的美学单位,自颏唇沟与下唇分开,外侧缘为颏唇沟的延伸部分,下缘为下颌骨的下边缘。因为颏部和唇相邻,且颏部的皮肤缺损相对少见,故颏部这一节也将在本章中讨论。

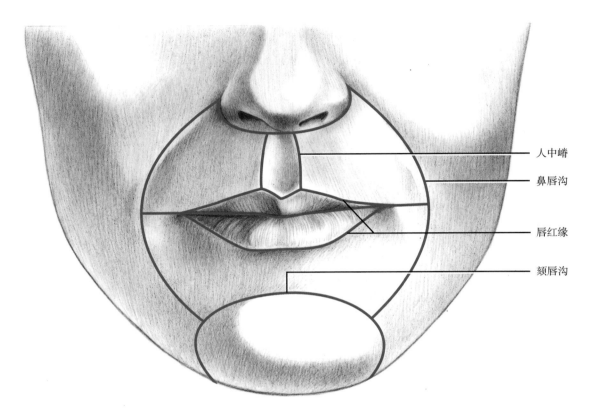

图 9.1　唇的美学亚单位

（标注文字）
人中嵴
鼻唇沟
唇红缘
颏唇沟

◆ 下唇和颏部

部分缺损

　　因为多数的下唇癌累及唇红，通常需全层切除术。其中除了肿瘤（特别是鳞癌），下唇黏膜白斑或光化损伤较常见，也需切除部分唇红（图 9.2）。从黏膜皮肤交界处后方沿病变范围切除黏膜，深部达口轮匝肌。然后锐性和钝性分离唇颊面的黏膜，并向先前的黏膜皮肤交界处推进。尽可能减少锐性分离黏膜，以最大限度地保存皮肤感觉神经对黏膜的支配和修复后唇部的感觉。这个手术可以应用在上唇、下唇或全唇重建中的唇黏膜再造。如果没有足够的局部黏膜推进，可以使用舌前腹侧带蒂皮瓣。这个皮瓣的蒂部在舌前背侧保留 10~14 天再断蒂。使用舌的腹侧面可以避免将表面不规则的舌背侧面放在唇上。

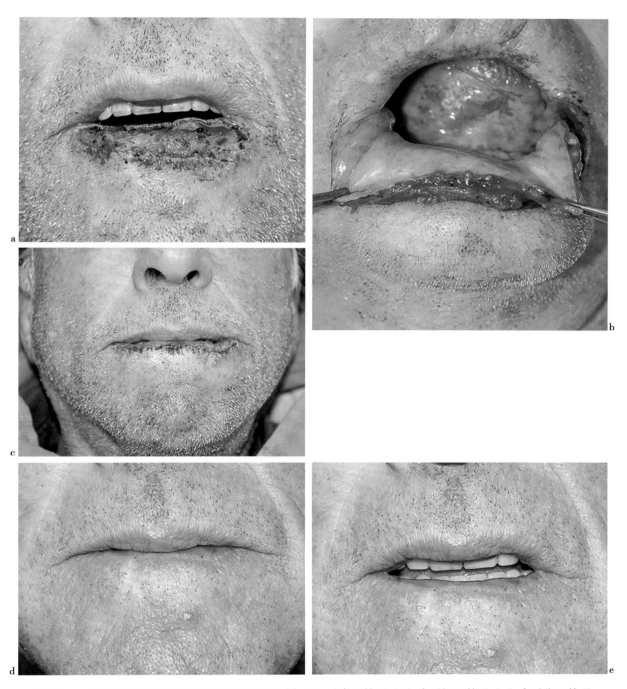

图 9.2 （a）下唇缺损；（b）下唇唇红黏膜推进皮瓣；（c）缝合后外观；（d）术后闭口外观；（e）术后张口外观

　　下唇单纯皮肤缺损比较少见,通常可以直接缝合或者用局部皮瓣修复(图 9.3)。邻近颏唇沟或唇红的病变可应用 A-T 皮瓣修复(图 9.4)。根据病变的位置,可将辅助切口分别设计在颏唇沟或唇红缘上,使得主要的缺损闭合在平行于松弛皮肤张力线处。

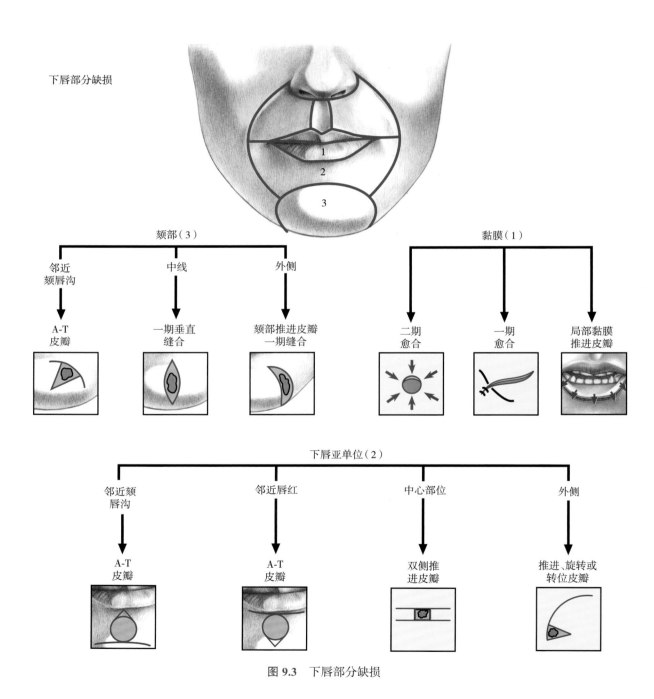

图 9.3　下唇部分缺损

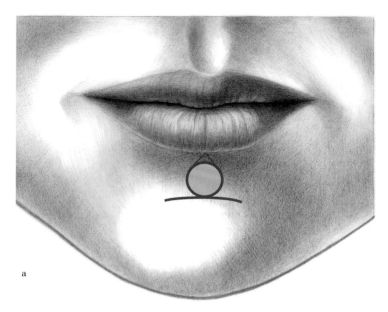

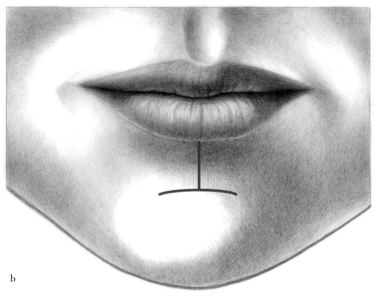

图 9.4 （a，b）唇部的 A-T 皮瓣闭合

　　应用单侧或双侧推进皮瓣闭合下唇中部表浅的缺损，切口可设计在颏唇沟和唇红缘处，必要时还延伸到面颊部皮肤。为了更好地修复缺损，可能需要沿其中一个切口切除 Burow 三角。与上述缺损不一样的是下唇外侧缺损可通过推进或旋转皮瓣来闭合。

　　颏唇沟附近的颏部缺损可以用适当厚度的 A-T 皮瓣闭合（图 9.5 和图 9.6）。颏部中线的缺损可采用一期垂直或水平缝合（图 9.7）。可在颏部中线去除部分软组织使其对称。如果下颌骨不对称或过度突出，可以去除部分骨质以便于缺损闭合。如果缺损位于一侧，可以通过适当的皮下分离将颏部皮肤推进到缺损侧并重塑轮廓（图 9.8）。脂肪翻转皮瓣可用于保持对称。如果有明显的皮下组织缺损，后期可能需要使用植入物进行颏部填充。

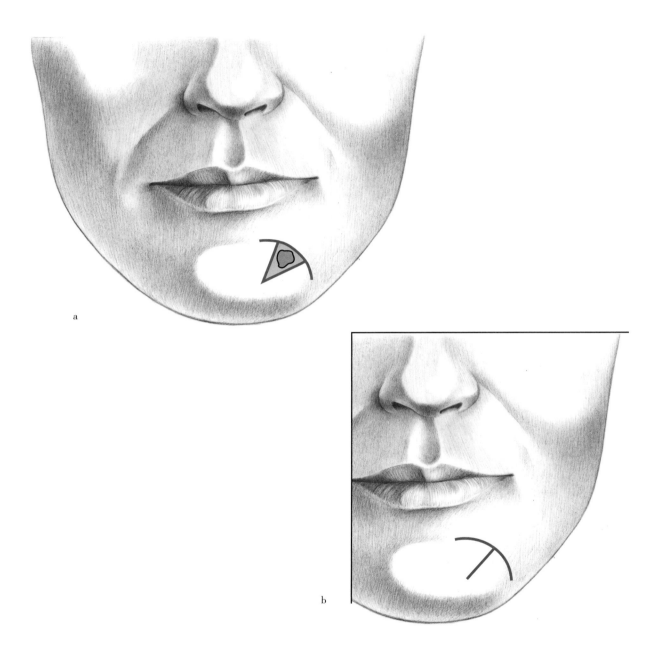

图 9.5 （a，b）A-T 皮瓣颏部缺损闭合

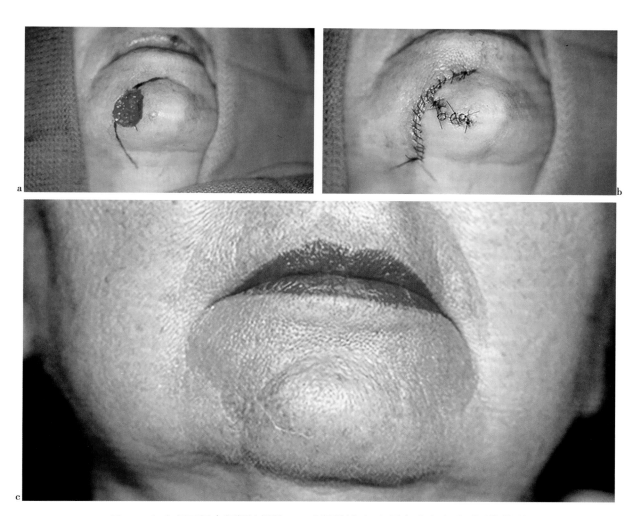

图 9.6 （a）用于闭合颏部缺损的 A-T 皮瓣设计;（b）闭合后;（c）术后远期外观

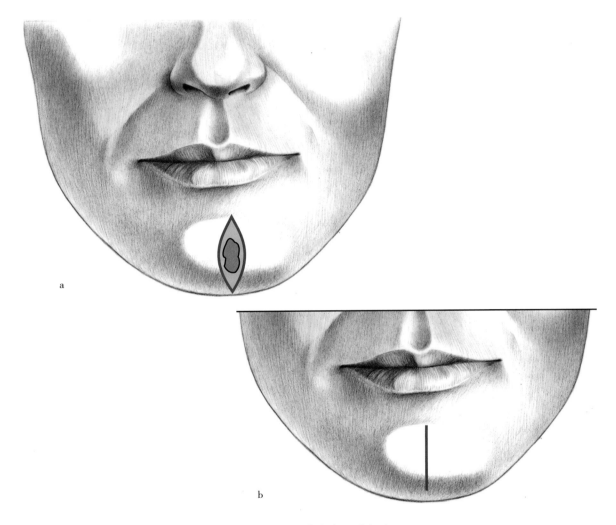

图 9.7 （a，b）一期颏部正中闭合

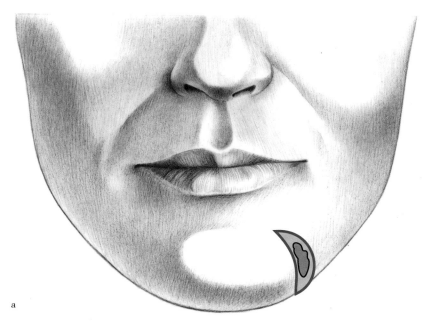

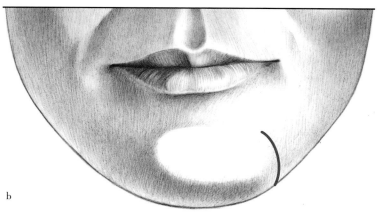

图 9.8 （a，b）颏部外侧缝合

全层缺损

由于下唇组织弹性很大，累及下唇四分之一至三分之一的全层病变可以进行一期切除并修复（图 9.9）。对于最小的病灶，通常使用标准的 V 形切除。V 形切除不能跨越颏唇沟，且应设计切口平行于松弛皮肤张力线（图 9.10）。在进行全层唇部切除术之前，应在皮肤黏膜交界处用标记笔或划痕标记，以便在手术结束时能够将这一重要的表面标志准确对齐。切口应行黏膜、肌肉和皮肤分层缝合。前唇红缘应与第一条皮肤缝线对合。肌层用 3-0 和 4-0 可吸收缝线缝合，皮肤用 5-0 或 6-0 不可吸收缝线缝合，黏膜用可吸收缝线间断缝合。

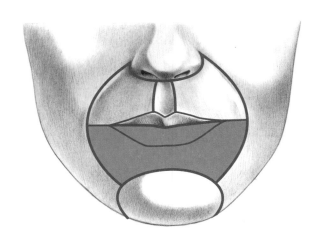

下唇全层缺损

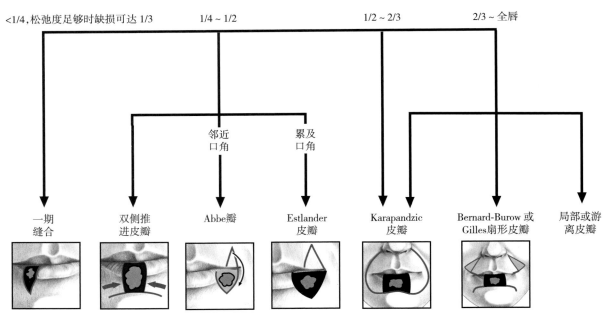

图 9.9　下唇全层缺损

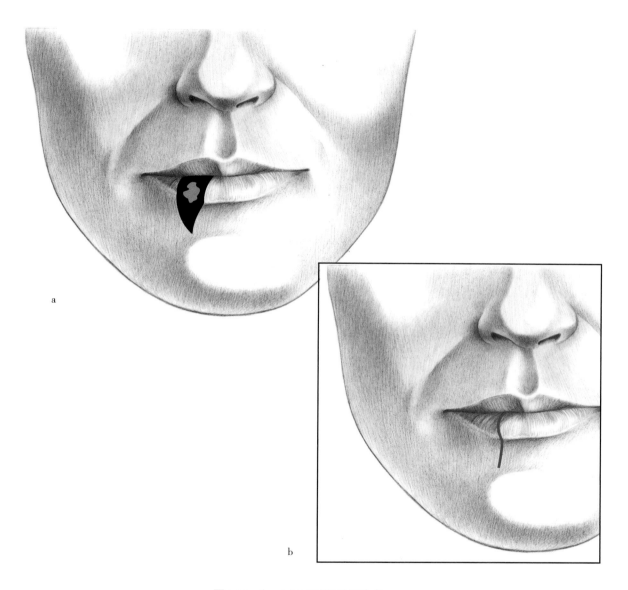

图 9.10　（a，b）下唇楔形切除术

　　对于近中间、占据下唇达一半的肿瘤，进行矩形切除、并在颏唇沟处切开，形成双侧全厚推进皮瓣有利于缺损修复（**图 9.11** 和**图 9.12**）。为了创口对齐，可能需要在颏唇沟处切除 Burow 三角（**图 9.13**）。创口分三层缝合。

　　从楔形切除到双侧推进皮瓣，再到 Abbe 瓣和 / 或 Bernard-Burow 皮瓣，这一系列技术有助于各类下唇修复重建。修复可以从楔形切除开始，如果张力过大或外观扭曲，则进行双侧推进皮瓣缝合。如果需要同时切除唇红，黏膜缺损可以利用口腔面的黏膜推进皮瓣闭合。虽然对于中等大小的缺损，通常会使用 Abbe 瓣，但对那些分期修复无法实施的病例，偶尔也会需要用到单侧 Bernard-Burow 皮瓣。

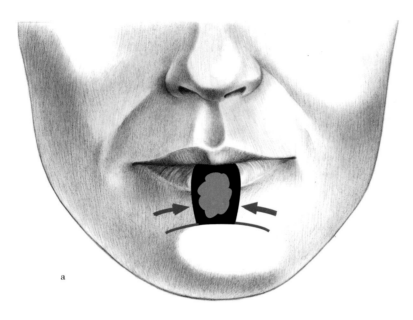

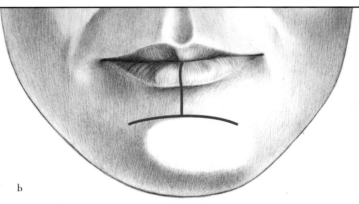

图 9.11 （a, b）双侧推进皮瓣闭合下唇缺损

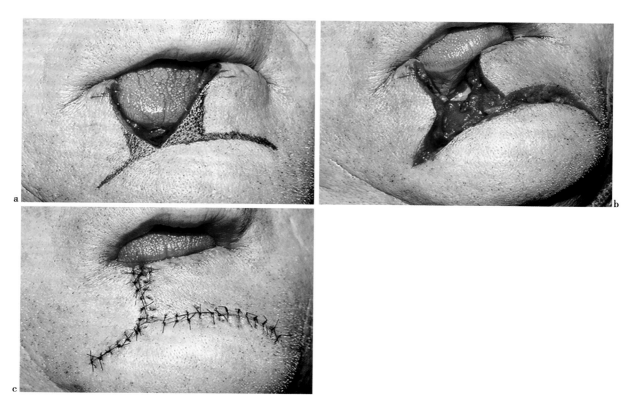

图 9.12　（a）下唇全层缺损设计缝合于颏唇沟的双侧推进皮瓣；（b）皮瓣切开；（c）缝合后

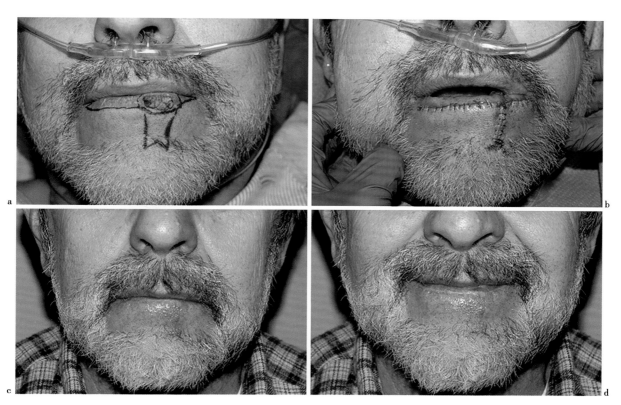

图 9.13　（a）唇部病变,拟行唇红全层切除术,并在颏唇沟行 M 成形切除术,以促进一期楔形缝合；（b）切除后分层缝合；（c）术后早期外观；（d）一期楔形缝合术后口腔功能和肌肉功能完好

　　未累及口角的下唇外 1/3~1/2 的缺损,可以用 Abbe 瓣重建(图 9.14)。局部麻醉注射前应在上唇和下唇白线处用标记笔或划痕标记。皮瓣设计约为缺损大小的一半,一侧切口向下全层切开,另一侧切口向上切开 3/4 厚度。在切开皮瓣带蒂部一侧的唇红缘时要十分小心。皮瓣蒂部应保留少量黏膜组织和唇动脉。皮瓣插入后进行皮肤、口轮匝肌和黏膜的分层缝合。皮瓣两侧和供区的皮肤黏膜交界处要精确对合。供区部位也分三层缝合。3 周后可行皮瓣断蒂手术,并根据需要修整和植入黏膜。

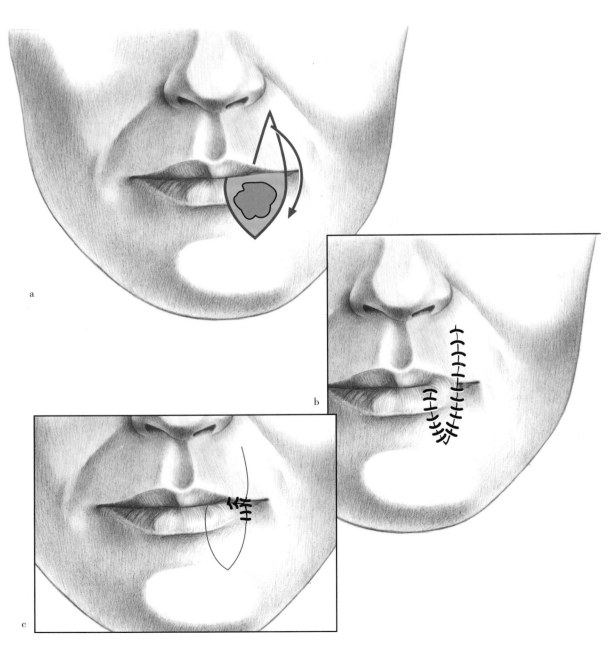

图 9.14 (a-c)Abbe 瓣修复下唇缺损

累及一侧口角下唇外侧缺损最好用 Estlander 皮瓣修复（**图 9.15**）。这种修复方法不仅是修复唇部缺损，而且是口角重建的第一阶段。与 Abbe 瓣不同的是，这个皮瓣切口位于鼻唇沟处，其高度比缺损高 1~2mm。将皮瓣缝合到位时，可能需要推进一些黏膜，使两侧唇部的黏膜对合。

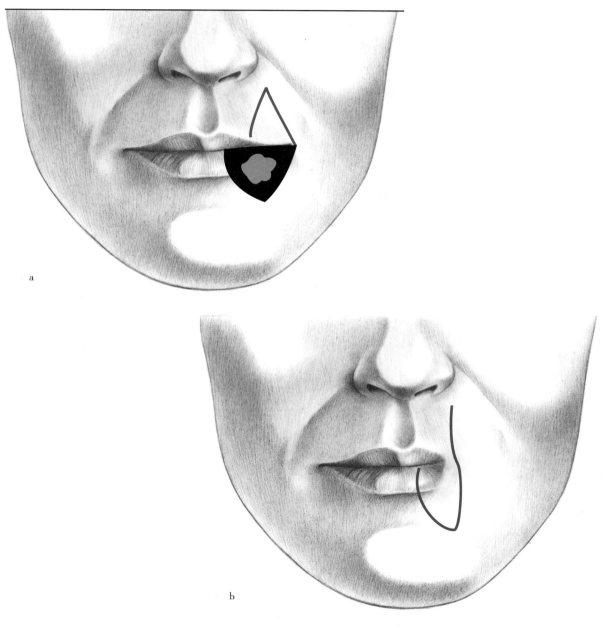

图 9.15　（**a，b**）下唇 Estlander 皮瓣

术后 3 个月时采用 Converse 技术进行口角成形术（**图 9.16**）。在待成形的口角外侧切除一块三角形皮肤深达口轮匝肌，在口角处分离一段口轮匝肌。切开下唇黏膜并将其从口轮匝肌浅面掀起，然后转移到新的上唇口角处。下唇口腔内黏膜向外推进，以重建下唇口角处唇黏膜。

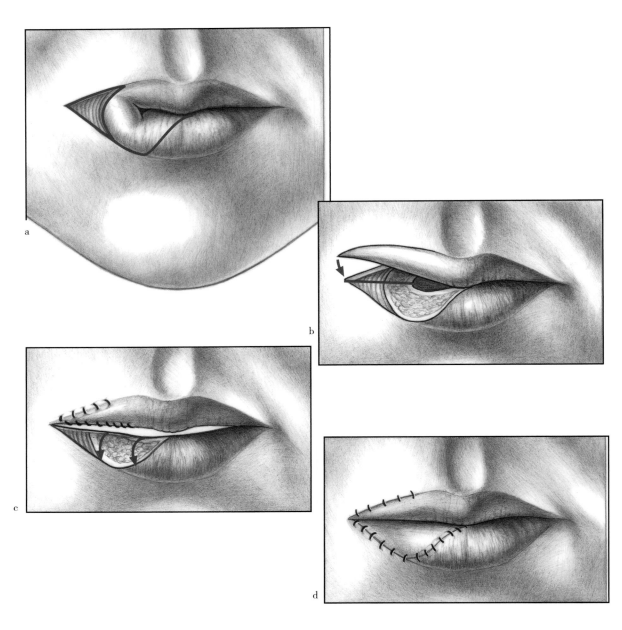

图 9.16 （**a-d**）口角成形术（Converse 成形术后）

　　Karapandzic 皮瓣特别适用于下唇 1/2~2/3 缺损,但也可用于全下唇缺损(图 **9.17** 和图 **9.18**)。这种皮瓣最易应用于较接近中央的缺损,无论缺损位于下方还是内侧,都可以通过旋转上唇和口周组织的双侧皮瓣重建完整的唇部。先沿着皮肤做好的标记切开,接着钝性分离以识别和保留口轮匝肌的神经血管供应。小心分离肌纤维,但不需要切开黏膜。当充分松解足以进行缝合时,在中线处完成标准的三层分层缝合。与唇交叉皮瓣相比,保留神经可以使肌肉术后立即发挥功能。在术前放疗的情况下,保留唇动脉分支可以为这些皮瓣提供强大的血液供应。对于大于下唇三分之二的缺损,使用 Karapandzic 皮瓣会造成严重的小口畸形,从而使该方法的应用受到了限制。

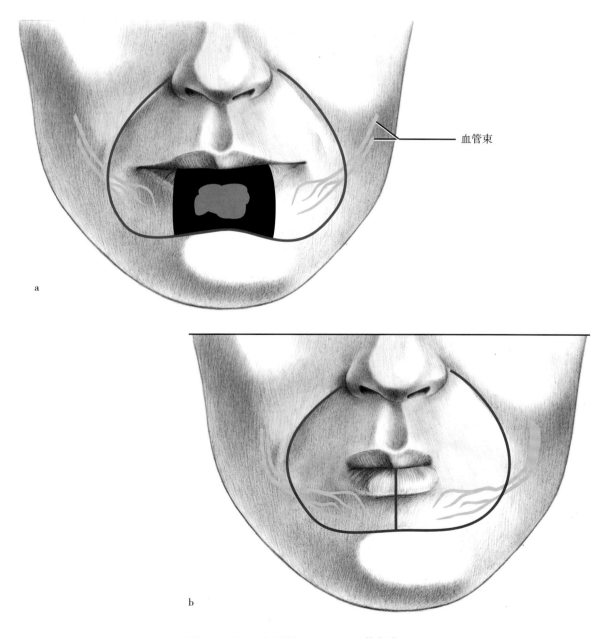

血管束

a

b

图 **9.17** (**a**,**b**)下唇 Karapandzic 修复术

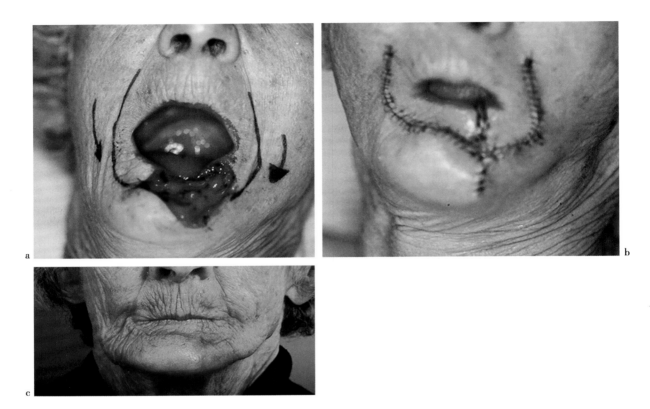

图 9.18 （a）设计 Karapandzic 皮瓣重建下唇；（b）皮瓣缝合后；（c）术后远期外观

累及整个下唇的缺损也可以用邻近的面颊部组织重建。位于唇部中央的大型缺损用 Bernard-Burow 皮瓣（Webster 改良皮瓣）的闭合（**图 9.19**）。设计面颊部大的水平推进皮瓣，其上缘应略高于口角。应将上方的 Burow 三角顶点设计在鼻唇沟内，内侧边在鼻唇沟上，外侧边连接三角顶点略高于口角的水平延长线。略微调整三角成半月形使其能够在鼻唇沟内侧闭合。在移动皮瓣并固定到位之前无需切除新月形的皮肤和皮下组织。必要时尽可能靠外侧切开肌肉，使其能向中线推进缝合。在肌肉切口底部的牢固缝合有助于重建口角轴。根据需要可沿皮瓣下基底部切除皮肤的 Burow 三角。切除的 Burow 三角应在颏部和面颊部间的皮肤皱褶处闭合切口。口内黏膜瓣的上切口应高于皮肤切口 4mm 或 5mm。额外的黏膜用作推进皮瓣，重建新的唇红，类似于唇红切除术。如果切除肿瘤时，唇系带仍附着在唇 - 牙槽沟，则更易保留鼻唇沟，然后进行标准的三层缝合。这种术式的主要缺点在于重建的唇部肌肉会丧失功能。新唇典型的紧束感有助于在进食时保证口腔自控，但最初它在面部有表情时不会运动。

其他用于全下唇重建的皮瓣有 Gilles 扇形皮瓣和门形皮瓣（**图 9.20**）。每种皮瓣均可设计为单侧或双侧。视情况而定，这两种皮瓣各有优势。扇形皮瓣蒂在上方，而门形皮瓣蒂在下方。两者都能为唇部提供额外的组织，避免形成小口畸形。然而这些方法均有局限性，即重建的唇部丧失运动功能，并且恢复感觉的可能性极小。目前全下唇重建尚无最佳治疗方法。

累及下唇、颏部及其相邻区域的较大缺损可采用多种局部皮瓣或者游离皮瓣修复，但这超出了本书叙述的范围。

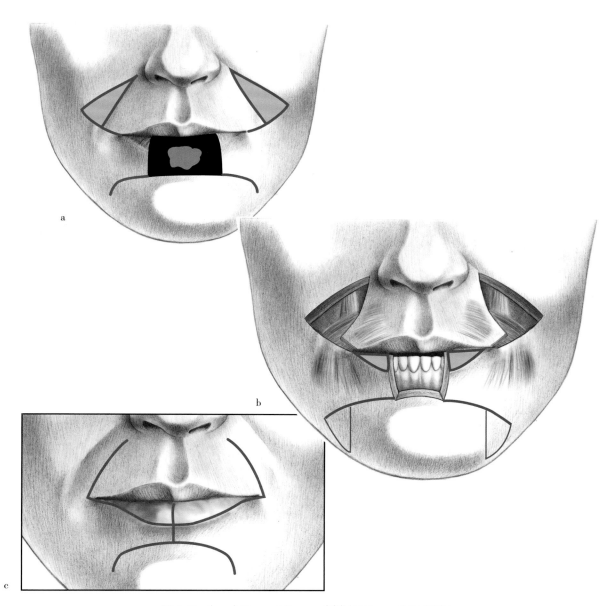

图 9.19 （a-c）Bernard-Burow 皮瓣（Webster 改良皮瓣）

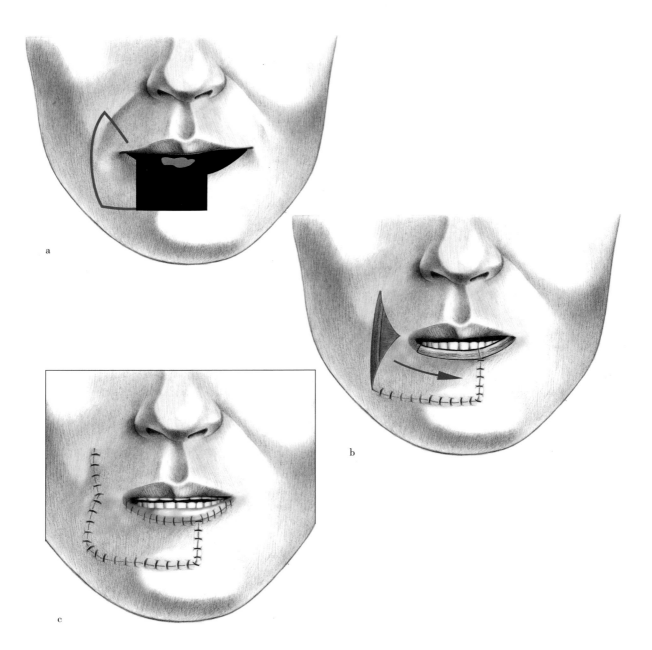

图 9.20 （a-c）单侧 Gilles 扇形皮瓣

◆ 上唇

部分缺损

上唇恶性肿瘤几乎都是基底细胞癌,通常位于口周皮肤而不是黏膜或唇红。修复接近唇红和鼻部的口周皮肤缺损比较复杂。由于唇部和鼻部缺乏多余可用的皮肤,局部皮瓣通常是从面颊部内侧转位或推进而成。

仅累及人中亚单位的小的表浅缺损可以通过二期愈合修复(图 **9.21**)。另一种选择是切除整个亚单位后即刻或择期进行全厚皮移植。常用供区是耳前或耳后皮肤。唇红的浅表缺损可用下唇或颊黏膜推进皮瓣修复。

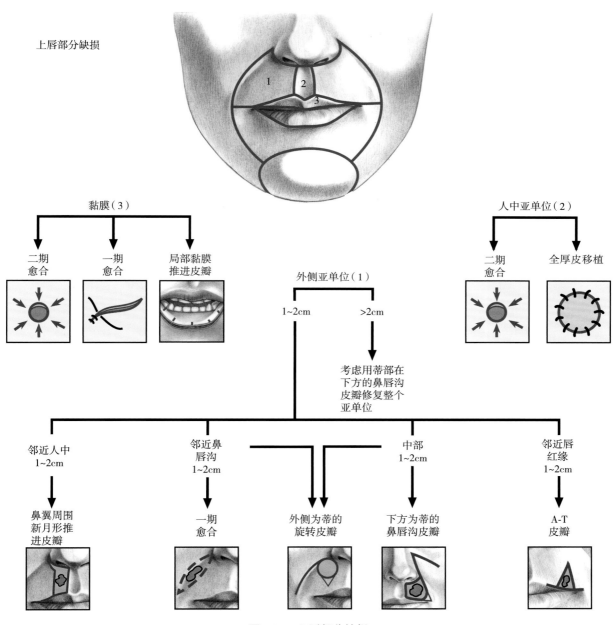

图 **9.21**　上唇部分缺损

上唇亚单位外侧小到中等大小的皮肤缺损主要通过在松弛皮肤张力线上直接缝合关闭创口。鼻唇沟上的缺损采用一期缝合,闭合于鼻唇沟上(**图 9.22**)。鼻翼旁 - 鼻唇沟周围的小缺损通过二期愈合可获得良好效果。

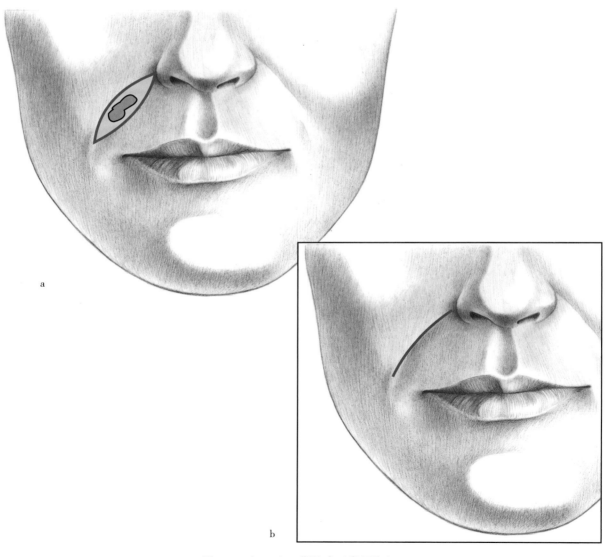

图 9.22 (**a,b**)一期缝合于鼻唇沟上

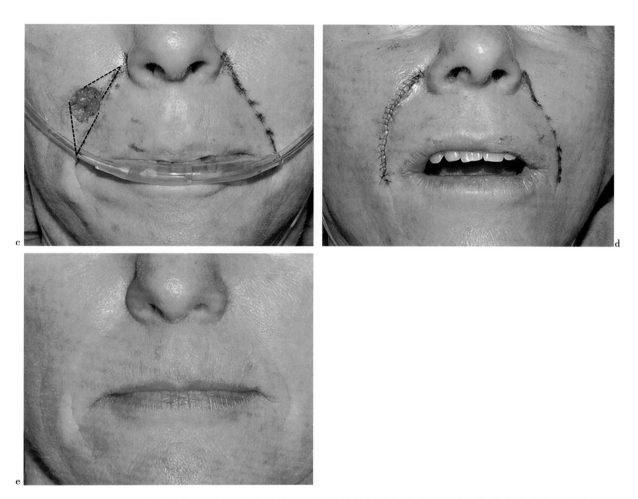

图 9.22（续）（c）鼻唇沟病变及切口线设计,标记对侧自然的鼻唇沟;（d）鼻唇沟一期缝合;（e）切口愈合

　　邻近鼻唇沟，且向下方延伸的较大缺损可以用蒂在下方的鼻唇沟皮瓣或外侧旋转皮瓣修复（**图 9.23**）。附有毛发的皮肤可以用于重建胡须区域，因而外侧旋转皮瓣尤其适用于男性患者。外侧旋转皮瓣最初设计在鼻唇沟内，但从口角处向外开始逐渐变尖，保持与该区域大致等距的同时，可以募集更多的组织。在术后即刻口角可能会出现轻度上扬，但在需要进行二期修复前通常就能恢复正常位置。如果唇红缘出现"猫耳"畸形，可以将切口延伸至上唇唇红缘，直到唇红平整，轮廓更清晰（**图 9.23f-g**）。

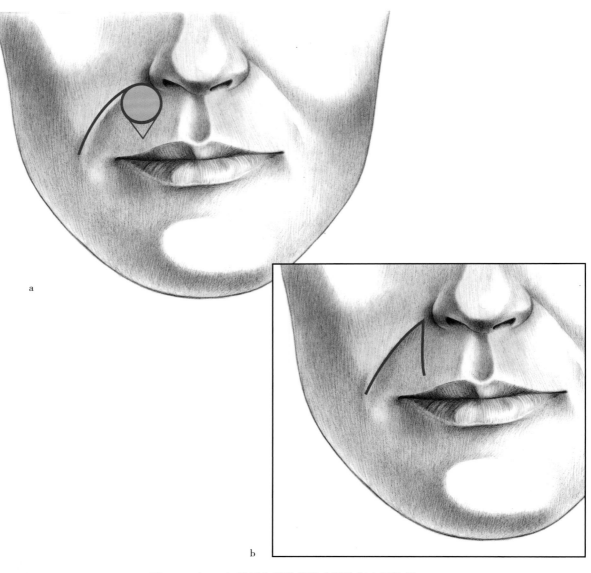

图 9.23 （**a，b**）外侧为蒂的旋转皮瓣修复上唇缺损

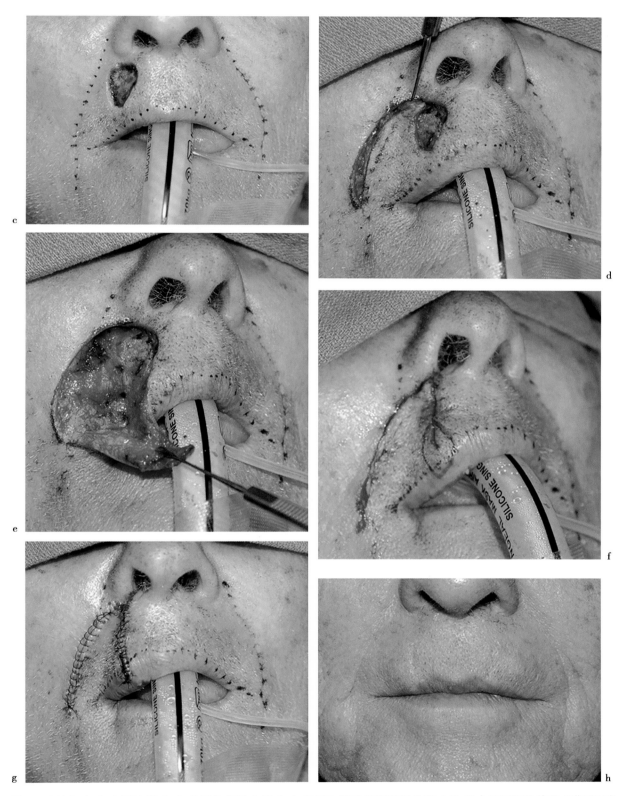

图 9.23（续）（c）上唇缺损；（d）鼻唇沟旋转皮瓣；（e）鼻唇沟旋转皮瓣潜行分离；（f）缝合后唇红边缘的"猫耳"畸形；（g）延长切口至上唇唇红缘以切除"猫耳"畸形；（h）愈合后的伤口

靠近唇黏膜的缺损可以用 A-T 皮瓣修复,以避免辅助切口线穿过唇红(图 9.24)。在唇红前缘切开并松解形成 A-T 皮瓣以隐藏切口瘢痕。

邻近人中嵴的小缺损可以在鼻翼基底周围设计一个新月形推进皮瓣进行修复(图 9.25 和图 9.26)。如有可能,尽可能使垂直的瘢痕恰好位于人中嵴。如果缺损更大,可在下方唇红缘增加一个减张的切口。

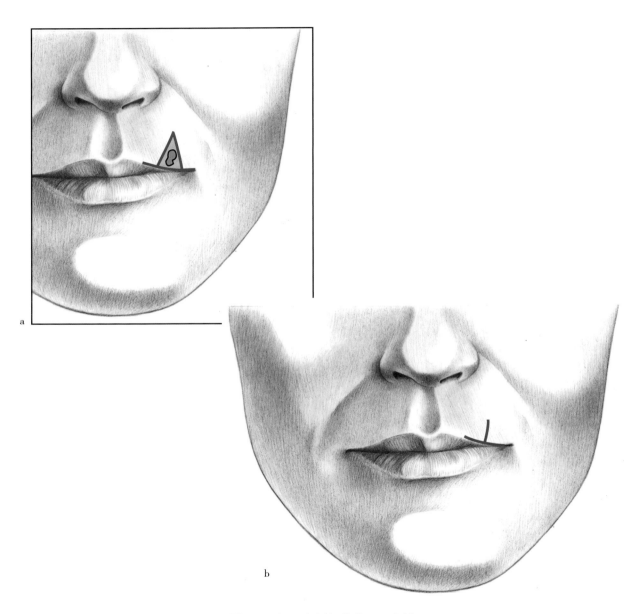

图 9.24 (a,b)唇红缘的 A-T 皮瓣

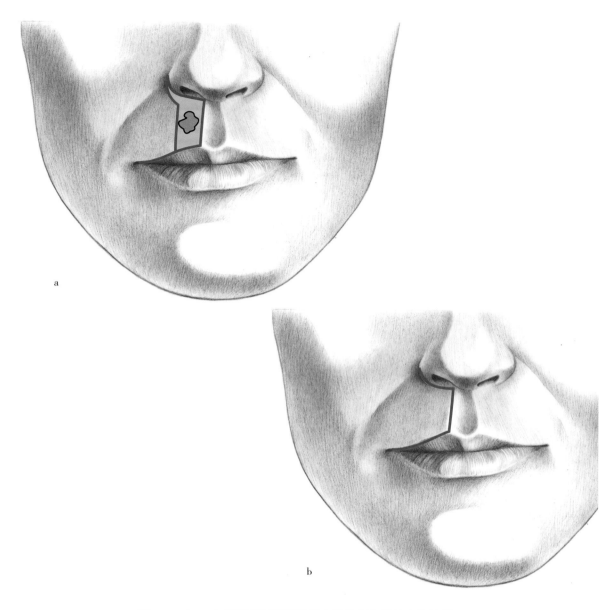

图 9.25 （a，b）鼻翼旁新月形推进皮瓣修复上唇处皮肤缺损

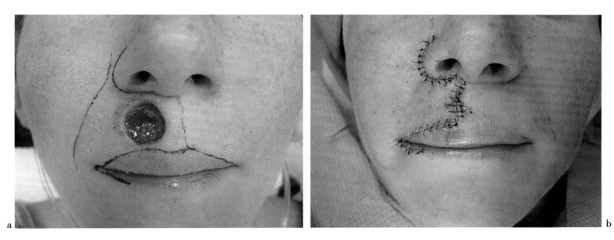

图 9.26 （a）右侧鼻翼旁新月形推进皮瓣重建前标记重要边界；（b）皮瓣移植后

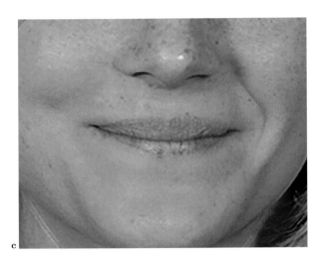

图 9.26（续）（c）术后远期外观

在修复上唇外侧亚单位超过 2cm 的浅表缺损时,应考虑重建整个亚单位。对于面颊皮肤松弛的患者,蒂在下方的转位皮瓣可用于覆盖整个外侧美学亚单位（图 9.27 和图 9.28）。供区缺损的闭合

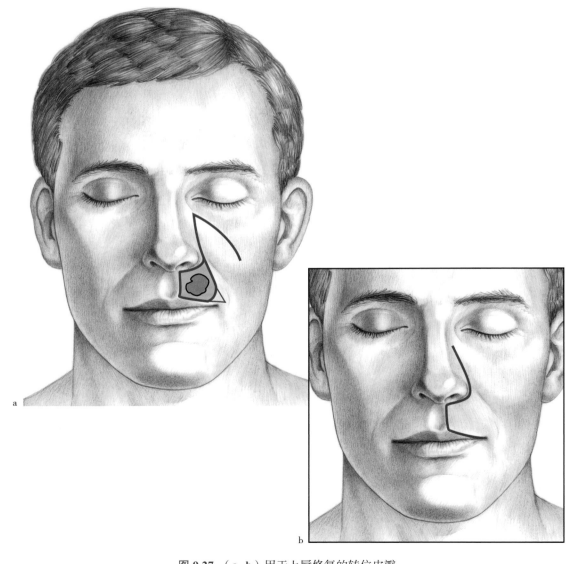

图 9.27 （a,b）用于上唇修复的转位皮瓣

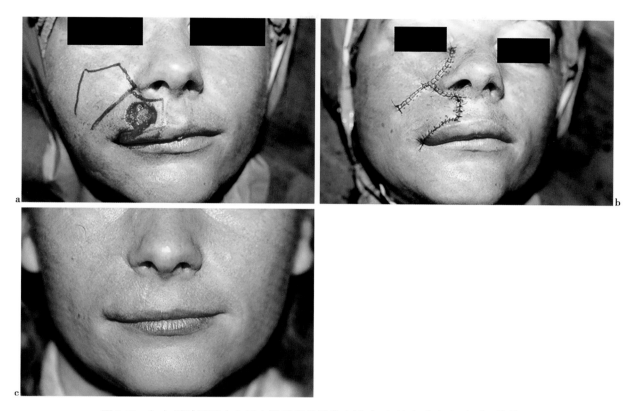

图 9.28 （a）设计用于右上唇皮肤重建的转位皮瓣；（b）缝合后；（c）术后远期外观

设计在鼻唇沟内。皮瓣应比缺损宽 1~2mm，以避免创口挛缩时唇部向上回缩。皮瓣的顶端应与人中嵴重叠，且应修整至能匹配内侧美学亚单位的边界。计划切除的亚单位的正常组织需等到鼻唇沟掀起并且大小足以覆盖缺损后方可切除。皮瓣和面颊部应刚好在真皮下神经丛平面掀起。距皮瓣边缘 1cm 或 2cm 处用可吸收缝线行深层的皮下缝合，并将其固定于鼻嵴上来减少缝合张力，以免术后人中侧向移位。同样，供区的基底部缝合也需要在深部使用永久性缝线将面颊部皮瓣与梨状孔骨膜缝合。

全层缺损

单纯的人中亚单位或累及人中及外侧亚单位的复合全层缺损宜行全人中亚单位的置换修复（图 9.29），可通过下唇的 Abbe 瓣结合另一个亚单位的缺损修复来完成（图 9.30 和图 9.31）。Abbe 瓣设计在下唇中线，注意不要跨越颏唇沟。与用于下唇重建的 Abbe 瓣一样，皮瓣应保留少量黏膜和唇动脉作为蒂部。皮瓣和供区缺损均分三层缝合。颏唇沟处的松解切口有利于闭合供区缺损。血管蒂在术后 3 周离断，必要时修剪并插入黏膜。

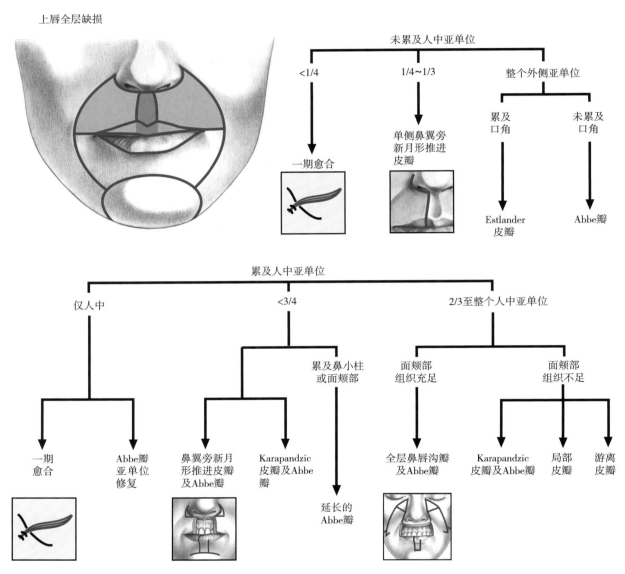

图 9.29　上唇全层缺损

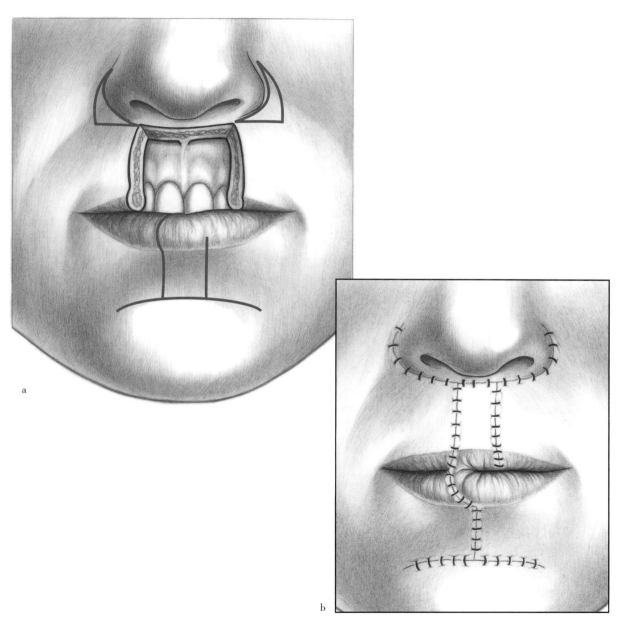

图 9.30　（a，b）双侧鼻翼旁新月形推进皮瓣联合 Abbe 瓣用于唇部重建

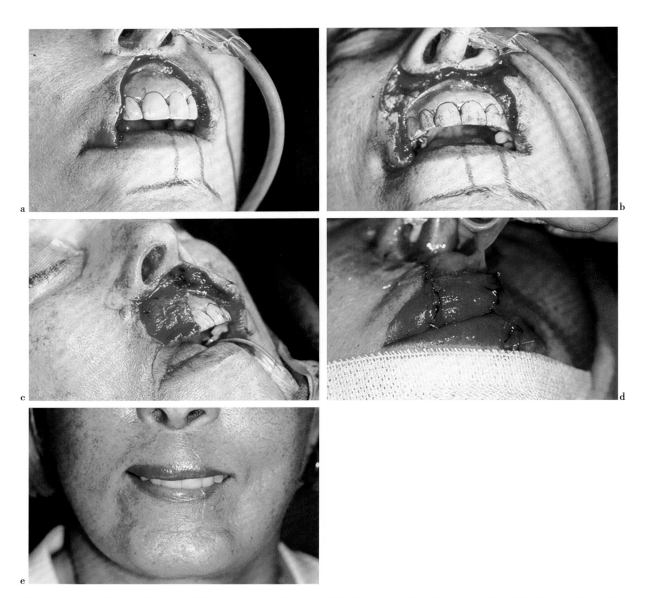

图 9.31 （a）上唇中央部大的全层缺损，在下唇设计 Abbe 瓣进行人中亚单位重建；（b）切开鼻翼旁新月形推进皮瓣，以移动外侧唇部；（c）黏膜部分缝合；（d）Abbe 瓣就位；（e）术后远期外观

　　未累及整个人中亚单位的上唇 1/4~1/3 的缺损可一期愈合。即通过标准的楔形或矩形切除术切除病损,利用鼻翼旁新月形推进皮瓣修复,并行皮肤、口轮匝肌和黏膜的分层缝合(图 9.32)。在行楔形切除之前,应在皮肤黏膜交界处用记号笔或划痕标记,以便精准地对位缝合。

　　上唇一半的缺损可以用单侧或双侧推进皮瓣闭合,同时切除鼻翼旁新月形蒂部。皮瓣深层缝合于梨状孔和鼻嵴上的骨膜以尽量减少唇部张力。可以在人中两侧同时形成鼻翼旁新月形推进皮瓣,并结合 Abbe 瓣修复上唇 3/4 的缺损。面颊部皮肤松弛度小的患者,大部分的唇部外侧亚单位缺损可以用下唇的 Abbe 瓣重建。缺损处亚单位的形状可以根据对侧完整的亚单位画出模板。

　　上唇、面颊和鼻小柱的缺损可用延长的 Abbe 瓣修复(图 9.33)。这个皮瓣的设计与标准的 Abbe 瓣相同,但是会进一步延伸到颏部和颏下区以募集更多的组织。

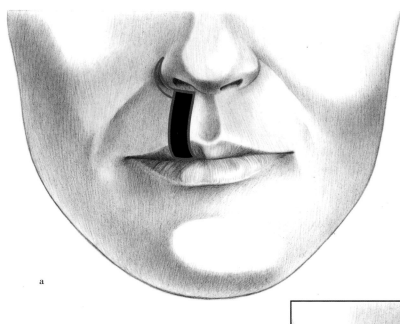

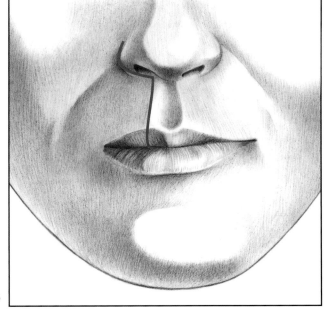

图 9.32 （a,b）单侧鼻翼旁新月形推进皮瓣一期楔形闭合

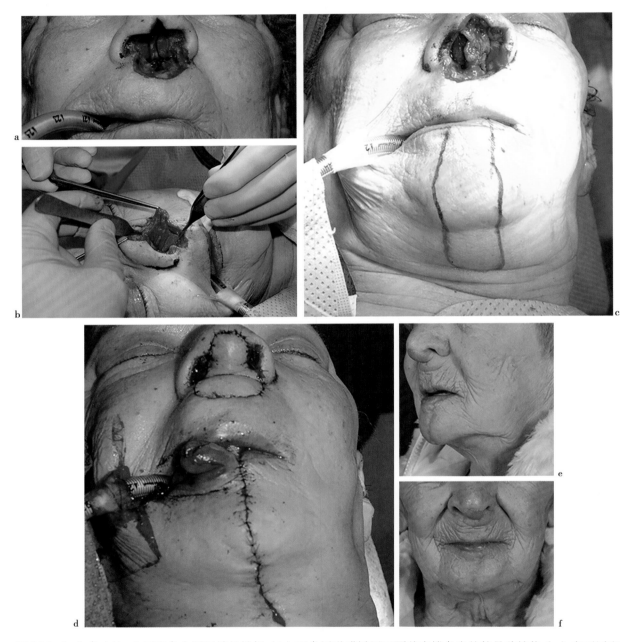

图 9.33 （a）鼻小柱、上唇和鼻中隔尾端的缺损；（b）下鼻甲黏膜瓣用于覆盖支撑鼻尖的软骨移植物；（c）在下唇和颏下区域设计一个延长的 Abbe 瓣；（d）一个延长的 Abbe 瓣，来自下唇的蒂置于上唇下方；（e）断蒂术后早期侧面观；（f）术后早期正面观，唇部功能正常

全上唇缺损比较少见,重建也非常困难。对于面颊皮肤松弛的患者,可以用面颊部全层转位皮瓣重建整个上唇,用 Abbe 瓣重建人中亚单位(图 9.34)。将鼻唇沟瓣全层切开,并保留口角处蒂部附近的皮下组织完整,面颊部组织旋转到位,如前面所描述的一样,分离获得的 Abbe 瓣行标准的三层缝合。将黏膜推进到鼻唇沟瓣上方重建唇黏膜。切除隆起的立锥体,使供区能在鼻唇沟和鼻面沟内闭合。

对于面颊部组织不足的患者,可选择翻转 Karapandzic 皮瓣(见唇和颏部的全层缺损)。这种皮瓣的主要缺点是继发小口畸形,特别是配戴义齿的患者可能在放置义齿时会有困难。在某些情况下可以使用局部皮瓣或游离皮瓣,本书不再赘述。

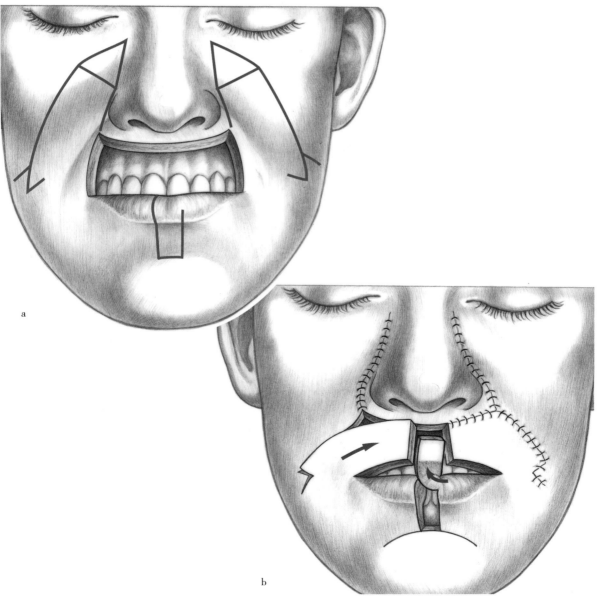

图 9.34 (a,b)双侧蒂在下方的面颊部转位皮瓣和 Abbe 瓣

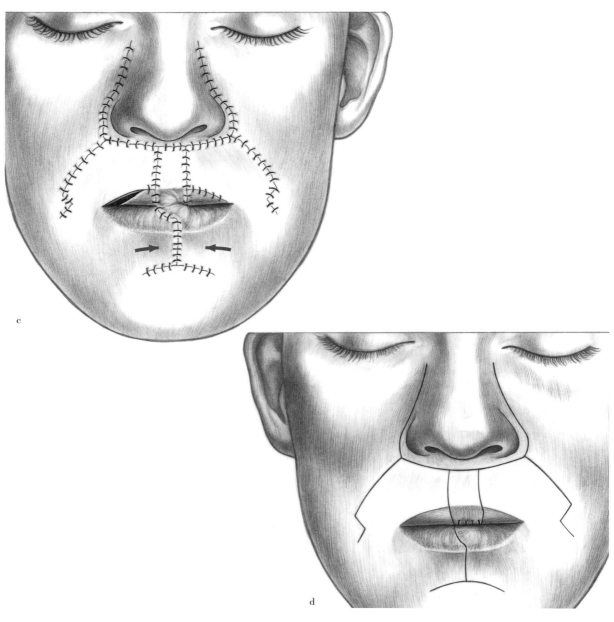

图 9.34（续）（c, d）双侧蒂在下方的面颊部转位皮瓣和 Abbe 瓣

推荐阅读

Antia NH , Buch VI. Chondrocutaneous advancement flap for marginal defect of the ear. Plast Reconstr Surg 1967;39:472–477

Brent B. Reconstruction of traumatic ear deformities. Clin Plast Surg 1978;5:437–445

Brent B, Byrd HS. Secondary ear reconstruction with cartilage grafts covered by axial, random, and free flaps of temporoparietal fascia. Plast Reconstr Surg 1983;72:141–152

Bumsted RM. Methods of therapy and reconstruction of malignant auricular neoplasms. Facial Plast Surg 1987;5:19–27

Bumsted RM, Ceilley RI. Auricular malignant neoplasms: identifi cation of high-risk lesions and selection of method of reconstruction. Arch Otolaryngol 1982;108:225–231

Chen C, Chen ZJ. Reconstruction of the concha of the ear using a postauricular island fl ap. Plast Reconstr Surg 1990; 86:569–572

Converse JM. Traumatic deformities of the auricle. In: Surgical Treatment of Facial Injuries. Baltimore: Williams & Wilkins; 1974:11289–11334

Field LM. The single pedicle retroauricular advancement flap. J Dermatol Surg Oncol 1988;14:722–727

Krespi YP, Ries WP , Shugar JMA , et al . Auricular reconstruction with postauricular myocutaneous flap. Otolaryngol Head Neck Surg 1983;91:193–196

Mellette JR, Jr. Ear reconstruction with local flaps. J Dermatol Surg Oncol 1991;17:176–182

Millard DR, Jr. Reconstruction of one-third plus of the auricular circumference. Plast Reconstr Surg 1992;90:475–478

第十章　移植技术

概要

本章重点介绍前几章中涉及的整复所需移植材料如何获得的手术原则。我们为鼻缺损的重建提供了特殊的鼻中隔软骨和筛骨垂直板获取技术。当上述软骨来源不足时,外科医师可考虑采集耳郭软骨或肋软骨。最后,我们还将讨论颅骨条状移植物的获取技术。

关键词:肋软骨,耳软骨,颅骨移植,鼻中隔软骨,移植物收获,自体

◆ 引言

正如本书介绍,不同性质的自体移植物通常需结合特定的重建技术(图 10.1)。最常见的移植物是鼻中隔软骨和骨、耳甲软骨、肋软骨和/或肋骨以及颅骨。限于篇幅,本章力求在可靠的基础上简化各种材料的获取技术。我们提倡优先选择自体材料,必要时可结合颌面部金属板,大多数情况下非自体材料仅作备选。

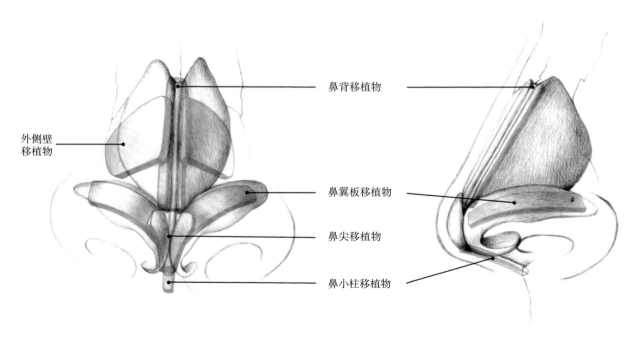

鼻背移植物

外侧壁移植物

鼻翼板移植物

鼻尖移植物

鼻小柱移植物

图 10.1　鼻部重建中常用的移植物

◆ 鼻中隔软骨和骨

鼻中隔软骨移植物可从四边形的非框架区软骨中获取，注意须保留支撑鼻尖的 1cm 尾侧和背侧框架区软骨（图 10.2）。此外，筛骨和犁骨的垂直板也可用于移植材料。这些移植物特别适用于鼻重建，通常用于鼻尖、鼻背、鼻外侧壁和鼻中隔尾部的重建。由于这些材料特别柔韧，故可用 18 号针头或中隔电钻在薄骨上钻孔后穿线缝合固定。上述材料均可通过标准的鼻中隔成形术入路获取。

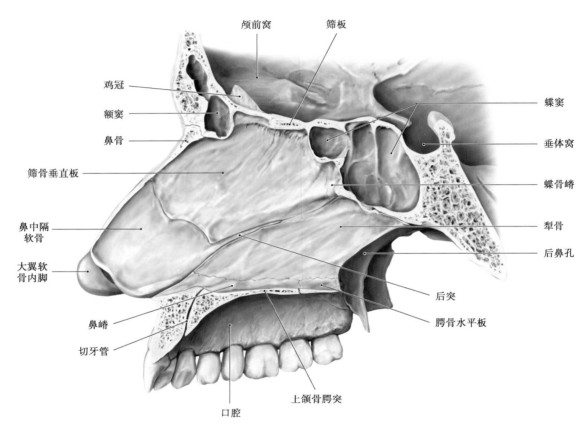

图 10.2 鼻中隔矢状面左侧观示意图。鼻腔的左侧壁与相邻的骨质已被移除。鼻中隔由前方软骨部分、鼻中隔软骨和后方的骨性部分组成。中隔软骨的后突深入到后方骨部。Reproduced with permission from Schuenke M，et al. Thieme Atlas of Anatomy：Head and Neuroanatomy.New York：Thieme；2007.Illustration by Karl Wesker.

◆ 耳软骨

软骨移植物常取自耳甲艇和 / 或耳甲腔，耳甲软骨可用于鼻和眼睑重建。有经验的医师严格把控获取耳甲软骨的范围，通常术后不会导致耳郭扭曲变形。沿对耳轮与耳甲交接经耳前或耳后切口均可获取上述耳甲软骨（图 10.3 和图 10.4），软骨膜可酌情完整保留在原位或随软骨一起切取。对于老年患者，出于对材料稳定性的考虑，最好将软骨膜与软骨一起取出，因为随着年龄的增长，软骨会轻微骨化变脆。切口可用 5-0 快吸收缝线和荷包加压缝合以防血肿形成。加压荷包一般由腹背侧各一个 "油丁" 制作而成，利用 Keith 针和 3-0 缝线穿过取软骨部位一前一后固定。"油丁" 通常保留 3~5 天。

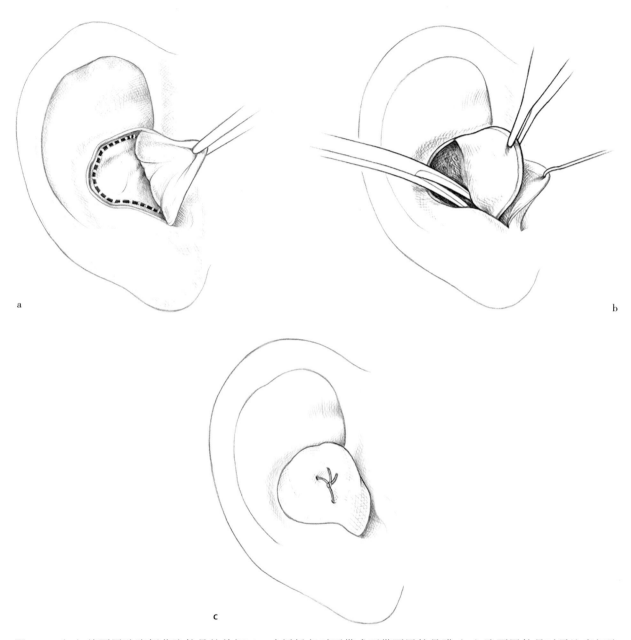

图 10.3 （a）从耳甲腔腹侧获取软骨的前切口。皮瓣掀起时可带或不带耳甲软骨膜;（b）取耳甲软骨时需注意切取范围以防术后耳郭变形;（c）关闭切口时可利用荷包加压以防血肿形成

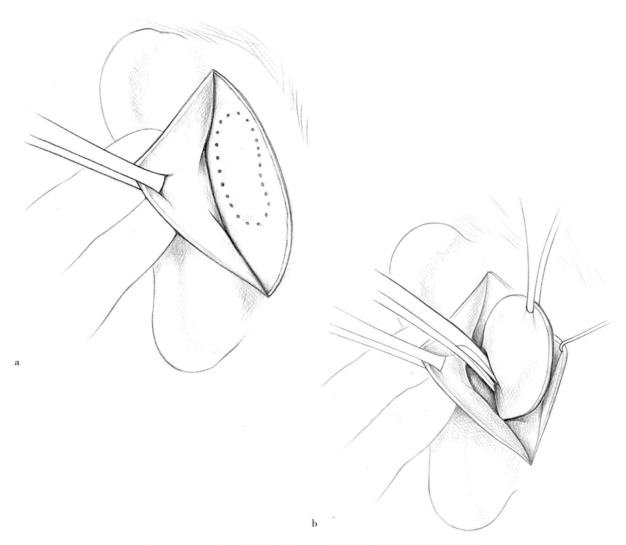

图 10.4 （a）亦可采用耳后切口；（b）耳后切开可获取的相同软骨

◆ 肋软骨和肋骨

当需要数量较多的软骨移植物时,肋软骨是耳甲软骨和鼻中隔软骨的良好替代。第八、第九和第十肋软骨最为常用。可单独利用肋软骨或一部分肋骨雕刻来重建整个鼻背。

首先应标记拟获取肋骨的部位(**图 10.5**)。确定选择肋骨后在其对应的体表行 3~5cm 的皮肤切口,逐层分离皮下组织,下方胸部肌肉组织,直至暴露所选肋骨的软骨膜,过程中可使用单极电刀或钝性分离法(**图 10.6**)。软骨膜清晰暴露后,可电刀切开软骨膜,鼻中隔剥离子自内向外分离软骨与软骨膜间隙。当软骨与软骨膜尤其是下方胸膜分离后,可轻微上抬软骨,将剥离子放置于拟切取的肋软骨下方,并用 10 号刀片切开软骨。然后,通过自胸壁上进行钝性分离可将后方其余的软骨膜剥离,该方法胸膜损伤的风险很小。

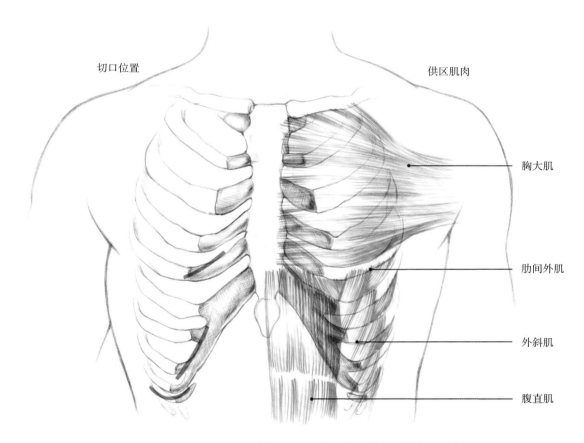

切口位置　　　　　　　　　　　　　　　　供区肌肉

胸大肌

肋间外肌

外斜肌

腹直肌

图 10.5　获取肋骨和/或肋软骨移植物的常见切口位置

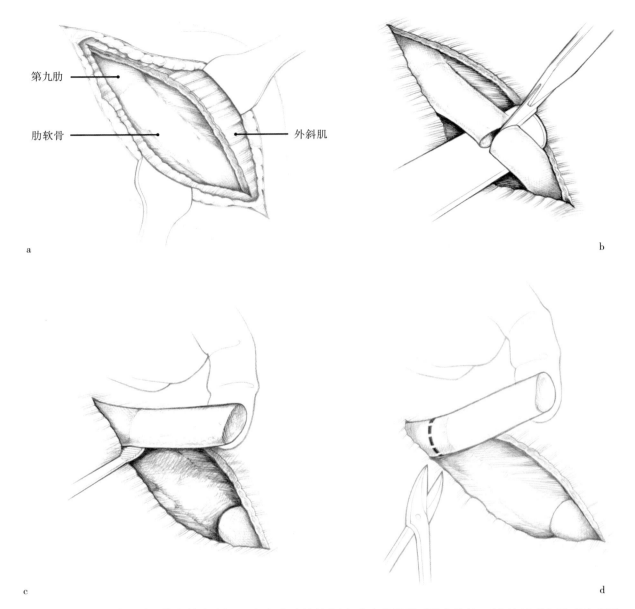

图 10.6 （a）在拟获取肋骨体表做皮肤切口；（b）靠肋软骨内侧,分离软骨膜后抬高软骨,下方放置剥离子,并切断肋软骨；（c）直视下横向剥离软骨膜与骨膜；（d）肋骨被横向切断

　　在关闭胸部切口前,术腔需先注入 37℃生理盐水,麻醉师通过给予正压通气检查胸膜完整性。当有气泡形成,则提示胸膜缺损。如果胸膜撕裂明显,则需马上置入一根软橡胶导管插入缺损处进行引流治疗（图 10.7）。当胸膜内积聚的空气被排空后,用可吸收缝线沿导管周围进行荷包缝合。注意要从导管负压抽吸,直至无气泡漏出。助手从胸腔内取出导管的同时,术者将荷包收紧打结。肋间注射长效局部麻醉剂后,切口按软骨膜、肌肉和筋膜、皮下组织和皮肤的次序分层缝合。皮下常规放置抽吸引流用于防止血肿形成。

　　由于肋软骨较厚,可用刀片将软骨分割成多个薄片。过程中必须注意切开时保持材料厚度的一致性,以防弯曲。移植软骨前需将材料置于抗生素溶液中至少 15min,以观察有无弯曲。如果软骨在这段时间内没有弯曲,它就不会发生远期弯曲。

　　肋骨可使用电锯切取。若肋骨开裂,应将未处理的裂开肋骨贴合后螺钉固定,以刺激骨再生并防止术后进一步吸收。

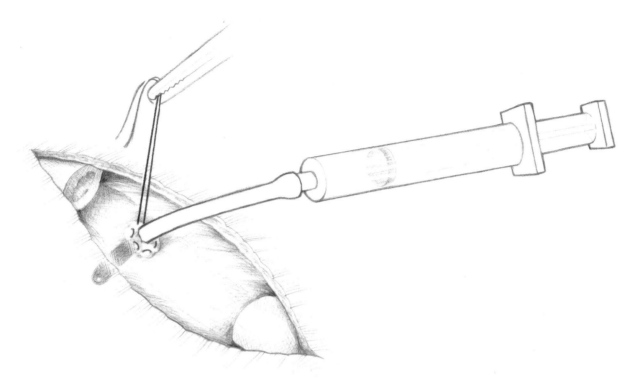

图 10.7　荷包缝合修复胸膜缺损

◆ 颅骨移植

颅骨骨质薄,质地坚硬,颅骨表面是良好的骨片移植获取部位。该材料非常适合重建上颌骨前部、鼻背、眶壁及颅骨的缺损。通常自顶骨表面取骨,切取点一般需控制在颞肌附着点上方至少 1cm,距离任何颅骨骨缝及颅骨中线至少 2cm,这些部位的颅骨为单皮质(图 10.8)。常做冠状或半冠状切口达骨膜,并将骨膜剥离推开,充分暴露待切取的颅骨骨质。取骨时首先用大切割钻勾勒轮廓(图 10.9)。用切割钻磨出一个约 5~10mm 宽、深达板障层的骨槽,其倾斜度可容纳平行于内侧颅骨平面的摆动锯片。然后沿各边使用角锯游离移植骨。切取时第一块移植物最好控制宽度为1.0~1.5cm。当第一个骨片移除后形成较大的操作空间,后续移植物则更易收获。可利用鼻中隔剥离子探查骨片底部的连续性,通常也可用剥离子撬动最后的连接,以便完全游离移植物骨片。可利用骨蜡封闭骨质而止血。关闭切口时,一般先放置抽吸引流,随后皮下和皮肤用颅周缝线和皮钉分层闭合。

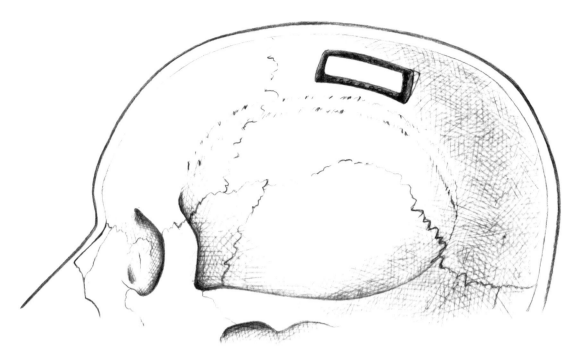

图 10.8　顶骨是颅骨移植物的常用获取部位

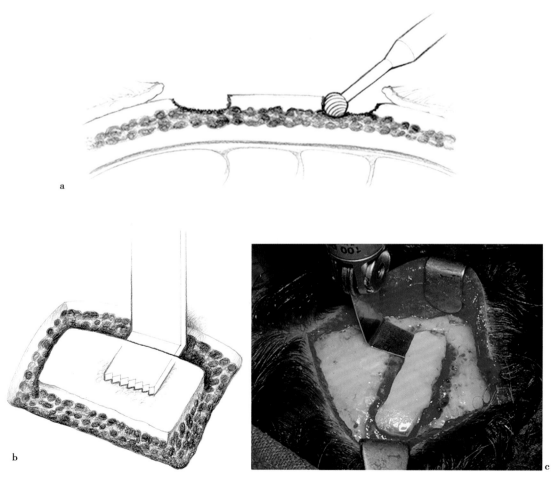

图 10.9　（a）在拟取出的骨片周围磨骨槽，深度达颅骨板障层；（b）骨槽的倾斜度足以使锯片插入平行于颅骨内面的板障层；（c）为锯取颅骨移植物的术中照片

推荐阅读

Khurana D, Sherris DA. Grafting materials for augmentation septorhinoplasty. Curr Opin Otolaryngol 1999;7:210–213

Otley CC, Sherris DA. Spectrum of cartilage grafting in cutaneous reconstructive surgery. J Am Acad Dermatol 1998;39(6):982–992

Sherris DA, Kern EB. The versatile autogenous rib graft in septorhinoplasty. Am J Rhinol 1998;12(3):221–227

索 引

52检